총알개미

누우면 죽고 걸으면 산다
(25주년 특별판)

아프면 걸어라.
무조건 걸어라.
걷기와 자연 속에,
자연의 삶 속에 기적이 있다.
걷기와 자연생활로 어려움을 극복한 사람들의 이야기!

아마도 Amadobooks

누우면 죽고 걸으면 산다
(25주년 특별판)

총 알 개 미 4
화타 김영길 지음

개정판 1쇄 인쇄 2023년 04월 04일
개정판 1쇄 발행 2023년 04월 14일

그림 김송자
발행처 아마도 출판사
출판등록 제 2019-000029
주소 경기도 고양시 일산서구 일산로 330번지 21
전화 010-8450-5279
이메일 amadoamado5279@gmail.com

ISBN 979-11-981608-0-5 (03510)
가격 20,000원

누우면 죽고 걸으면 산다
(25주년 특별판)

총알개미 4

화타 김영길 지음

아마도 Amadobooks

'총알개미4'를 세상에 내면서

청산에 살으리라

"세상에 죽을 병은 없다.

죽을 짓만 있을 뿐이다.

누우면 죽고 걸으면 산다."

1983년 말, 그는 강원도 오지에 한약방을 차렸다.

설악산과 오대산 사이에 있는 깊은 산골이었다. 이 지역은 전기가 들어온 지 1년이 채 안 되었다.

전화는 교환수를 불러 연결하는 수동식 전화기를 썼다. 수동식 전화기가 뭐지?

동네 사람은 전화기를 들고 우체국 교환원을 찾는다.

교환원에게 말한다.

"개똥이네 집 바꿔라."

"서울 사는 내 딸 영자 연결해라."

이런 식으로 통화를 했다.(당시 면 단위에는 우체국 안에 전화국이 있었다. 전화국 직원은 대부분 교환원 한 명이었다.)

홍천읍이나 인제읍에서 온 사람들이 말했다.

"이렇게 물이 깨끗하고 공기가 맑다니 마지막 남은 청정 지역이네."

공기가 달았다.

산속에서는 사람들이 화전밭을 일구고 살았다.

그들은 공기 좋고 물 좋은 산에서 나물과 약초를 캤다. 채소와 곡식을 재배하며 황토집이나 너와집에서 살았다.

겨울에는 사냥을 했다.

토끼, 노루를 잡았다. 때때로 산돼지도 잡았다.

마을에는 의료기관이 없었다.

당시 국가에서는 의료기관이 없는 무약면에 시험을 쳐 한약방 허가증을 내줬다.

한의원, 병의원, 약국은 한나절 걸리는 먼 곳에 있었다.

많은 환자들이 찾아왔다.

그들은 뼈 빠지게 일을 해 대부분 허리, 무릎이 아팠다.

여자들은 16살 쯤 시집와 17살 때부터 50살까지 20여 명의 애를 배고 여러 번 유산 하고 10여 명 이상을 낳았다. 아기들은 낳을 때 죽든가 유아기에 많이 죽었다.

그들은 밭에서 일하다 산통이 오면 집에 가 애를 낳고 애를 낳고는 밭에 나와 일을 했다.

어떤 부인이 말했다.

"애 낳는 게 된똥 누기보다 쉬워요."

간경화, 간암, 신장병, 폐암 환자들이 찾아와 그에게 문의를 했다.

"이 병 나을 수 있을까요?"

공기 좋고 물 좋은 곳에 이런 고약한 병에 걸린 환자가 많다니 이해할 수 없었다.

그들은 도시에 있는 큰 병원을 찾아갔다.

병원에서 간경화, 간암, 폐암 따위의 진단을 받았다.

치료 준비를 하느라 입원했다. 입원실에는 비슷한 병으로 치료한 후 재발해 온 사람들이 많이 있었다. 입원한 환자들이 투덜대는 소리가 여기저기서 났다.

"쓸데없는 치료를 했어. 더 나빠졌어. 죽을 병에 걸리면 그냥 집에서 버티며 살다가 죽어야 해."

"돈 버리고 몸 버리고…"

"멍청한 짓을 했어. 개고생만 한 거야."

환자들의 말을 들으니 입원해 치료를 받는 게 할 짓이 아니었다.
그들은 무작정 짐을 싸 들고 병원을 나왔다.
"집에는 할 일이 태산같이 많다. 이런 데 누워 있다가 죽느니 일하
다 죽어야지."

조국 근대화의 물결은 강원도 산골 화전민 마을에도 찾아왔다.
화전밭은 5년이 지나면 땅 힘이 없어 곡식이 자라지 못한다.
메밀 같은 농작물만 자란다. 메밀은 영양분이 거의 없어 배고
픈 사람들의 식량으로는 거의 가치가 없다.
근대화 물결은 새마을 운동을 타고 화전민들에게 비료를 공급했다.
화전밭에 비료를 주자 쓸모없던 밭들이 옥토로 변했다.
감자, 고구마, 콩, 옥수수…
많은 농작물을 키웠다.

그런데 비료를 준 농작물에는 벌레들이 대들었다. 화전민들은 벌
레들에게 독한 농약을 뿌렸다. 그들은 안전장비를 안 하고 농약
을 쳤다. 농약을 뿌리고 나면 머리가 아프고 속이 메슥거렸다.
저녁에는 밥 대신 소주를 커다란 밥그릇에 두어 잔 따라 먹고 잤다.

이렇게 10년에서 20년을 보내면 어찌 될까?
간경화, 간암, 기관지천식, 신장암, 폐암, 대장암…

고약한 병들은 모두 쳐들어 왔다. 특히 간경화, 간암, 기관지 천식, 폐암, 신장암이 많았다.

개똥이 아버지는 딸만 8명을 둔 40대 남자였다.
아들을 기다리다 딸을 8명이나 낳고 9번째 사내 애를 낳았다.
막내 아이 이름을 오래 살라고 개똥이라고 했다.
개똥이 아버지는 그와 너나들이를 하면서 지냈다.

개똥이 아버지가 그에게 왔다.
절반쯤 넋 나간 사람이 되었다.
"병원에서 간경화래. 간암도 있고 신장도 나쁘대. 얼마 후 죽을 거래. 아직 애들도 어린 데 혹시 더 사는 법이 있을까?"
"그 동안 집에 와 뭘 먹었지?"
"인진쑥, 벌나무를 삶아서 먹고 죽을 뻔 했어."
"또 뭐 없어?"
"뽕나무 버섯, 참나무 겨우살이, 굼벵이를 먹었는데 소용 없었어. 뭐 천천히 죽을 방법이 없을까?"
"병의 원인을 알면 잘 안 죽어."

그는 눈을 똥그랗게 뜨면서 물었다.
"정말 원인을 알면 돼?"

"네 병의 원인이 뭐지?"

그는 머리만 긁적거렸다.

"글쎄. 뭐지?"

"농약치고 술 먹고 빚 걱정하다 생긴 병이야."

"그러네."

"그러니 농약 안 치고 술 안 먹고 걱정을 덜 하면 천천히 죽어. 살려면 술, 담배, 농약을 멀리 하고 한 달 후에 와."

그는 배추 농사에 욕심을 부리다 빚을 졌다.

고랭지 배추 재배는 투기성이 있었다. 많은 농민들이 배추 농사에 과도한 투자를 하다 빚을 졌다.

농약 먹고 자살하는 사람들도 있었다.

"빚 때문에 신경 쓰면 몸만 상해. 너는 맨주먹으로 얼마든지 살 수 있는 사람이야. 네가 언제 돈 있었냐? "

"농약보다 해로운 게 빚 걱정이야."

"호랑이보다 무서운 게 빚이야. 이 걱정을 버려야 살 수 있어. "

그는 시키는 대로 했다.

차근차근 한 단계 한 단계 식이요법을 시켰다.

1. 물 대신 진한 숭늉 먹기

2. 잡곡밥을 숭늉에 말아 50번 이상 씹어 먹기

3. 산나물을 푹 삶아 오래 묵은 된장이나 간장에 찍어 먹기(대부
　 분 화전민 가정에는 오래 묵은 장들이 있었다. 그의 집에도 20
　 여 년 이상 묵은 간장과 10여 년 묵은 된장이 있었다.)
4. 노동 참선
5. 취침 전에는 1시간 이상 막대기로 발바닥 때리기

"아무리 아프고 힘들어도 누우면 안돼."
"아무리 걱정해도 걱정은 그대로 있으니 걱정을 줄여. 애들을 생
각하고 이를 악물어."
"아침에 눈을 뜨면 나는 절대 안죽는다. 나는 걱정 안 한다
를 100번씩 외쳐. "

그는 시간이 나면 산에 다니며 약초를 캐고 나물을 뜯었다.
개똥이 아버지가 예상대로 안 죽고 멀쩡하게 돌아다니자 주변 마
을의 간경화, 간암환자들이 몰려왔다. 불치병을 고치는 명의라
는 소문이 나자 도시에서도 많은 환자들이 찾아왔다.

수십 년이 지났다.
개똥이 아버지는 딸들을 다 시집 보내고 아직도 농사짓고 산
에 다니면서 약초를 캔다. 폐암, 신장암, 전립선암, 간경화, 간암,
췌장암, 유방암, 난소암 따위에 걸려 죽는다는 판정을 받고 그에

게 왔던 사람들이 여전히 절반 이상 살아 있다.

그들은 복잡한 의학지식이 없었다.

간경화, 간암이 불치병이라는 공포에 떨지 않았다. 술, 농약, 걱정을 멀리하면 낫는다는 확신이 있었다.

그가 말한 식이요법이 절대로 옳다는 믿음이 있었다.

"TV에 나왔어. 노벨상을 받은 미국의 유명한 의학자가 이런 게 좋다고 했어."

"유명한 연예인이 이런 걸 먹고 단박에 고쳤대."

그들은 이런 광고성 정보에 속지 않았다.

노벨상을 받은 의학자나 유명 연예인이나 다 자본 권력의 허수아비라는 사실도 알았다.

떨지 마라! 졸지 말라!

후성유전학(Epigenetics)에서는 노력에 따라 DNA도 얼마든지 바뀐다는 것을 밝혔다. 신념이 DNA를 바꾼다. 원인을 제거하고 머리를 맑게 하고 혈관을 깨끗하게 하면 불치병은 물러간다.

신념의 스위치를 켜라!

세상에 죽을 병은 없다.

죽을 짓만 있을 뿐이다.

누우면 죽고 걸으면 산다.

1970년대, 농부들은 농약을 치면서 안전장비를 하지 않았다.
1970년대, 베트남 전쟁에 참전한 군인들은 비행기에서 고엽제를 살포하면 피하지 않고 따라가면서 고엽제를 흠뻑 맞았다.
이렇게 하면 밤에 모기가 대들지 않았다.

1950년대, 미국은 서부지역 사막에서 원자폭탄 실험을 수없이 했다. 많은 시민이 몰려와 '불꽃놀이'를 구경했다. 여행사에서는 '불꽃놀이' 관광객을 모집해 단체 관람을 시켰다.

퀴리 부인은 40년 가까이 광석에서 방사능 물질을 추출하면서 살았다. 그는 일반인 치사량의 수십 배가 되는 방사능 물질을 쬐었다. 부인은 노벨상을 두 번 받고 67세에 죽었다.

간경화와 기관지 천식을 치료하는 약은 따로 없다.
'누우면 죽고 걸으면 산다'를 화두로 삼고 화타식 처방의 기본 정신을 충실하게 지키면 된다. 그들은 그렇게 했고 그렇게 해 죽을 병을 뗐다.

목차

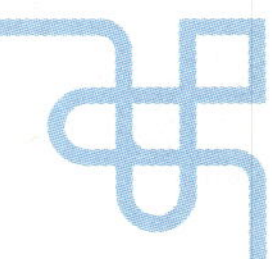

1

병 나가라, 뚝딱! A

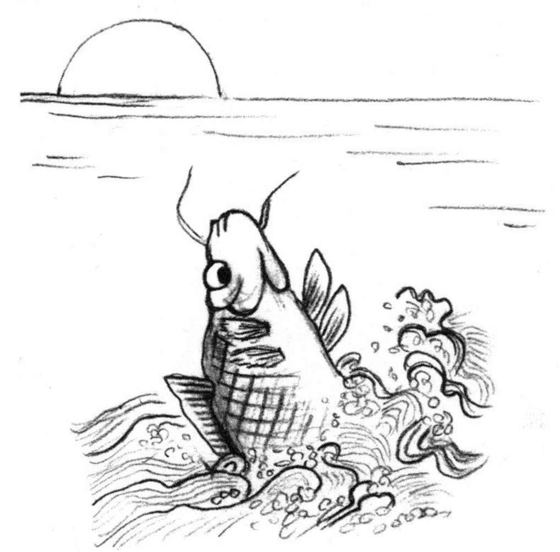

"씨X 기분 좋다."
"X같은 세상이다."
"이 C같은 년아, 내 술 한 잔 받아라."
"아 J같은 놈아, 내 술 한 잔 쳐 먹어라."

그는 저승에서 탈출한 몰골로 산골 한약방을 불쑥 들어왔다.
"누구시더라?"
"나야 나."
60년대 대학 시절, 어지러운 시국을 함께 했던 선배였다.
평소 당당하고 품위 있던 선배는 초라한 늙은이가 되었다.

그는 외무고시에 합격해 외교관이 되었다.
"학생시절 반정부 운동을 안 하면 영혼이 없는 것이고 30대에 나
라에 헌신을 안 하면 뇌가 없는 것이다."가 그의 철학이었다.
그와 나는 가는 길이 달라 만날 기회가 없었다.
신문을 통해 그는 유능한 외교관으로 외무부 고위직에 오른 것을
알았다.

어느 날, 그는 몇 달째 소화가 안돼 종합검사를 했다.

“위가 나쁘다고 하겠지.”

그는 이런 예상을 하며 의사를 만났다.

의사의 입에서 날벼락 같은 소리가 나왔다.

“간경화입니다. 편안히 쉬고 좋아하는 것을 하다가…”

“현대 의술로는 별도리가 없습니다.”

편안히 쉬고 식이요법을 하며 그냥 살다가 죽으라는 의사의 소견

이었다.

그는 퇴직을 하고 좋아하는 책을 보며 빈둥빈둥 보냈다.

아내와 세계여행을 하며 유명 관광지를 둘러 보았다.

그런데 직장을 다닐 때보다 몸이 더 피곤하고 머리가 무거웠다.

병원의 지시대로 약을 먹고 음식을 먹었는데 심신이 더 고달프고

괴로웠다.

병세는 조금씩 나빠졌다.

그는 우연히 내 소식을 듣고 두메산골에 왔다.

선배는 나를 만나자 눈물을 흘리며 하소연을 했다.

“나는 평생 10계명을 어긴 적이 없었네.

결혼 20여 년 동안 아내 이외의 여자는 가까이 한 적이 없네.

누구를 욕하지도, 미워하지도 않았지.

공금을 한 푼도 헛되이 쓴 적이 없었지.

국가의 일을 내일처럼 여기고 열심히 일 한 결과가 간경화야."

우리는 선술집에 갔다.
"술 마시면 큰일 나는데…"
그가 떨면서 말하길래
"술 안 먹어 낫는다면 간경화는 불치병이 아니지."
내 말에 그는 찍소리도 못했다.

주모에게 청탁해 우리 연배의 과부 둘을 오게 했다.
"선배! 이제부터 말할 때마다 반드시 욕을 넣고 다 반말을 하도록
합시다. 위반하면 벌금을 내고 벌주를 마십시다."
과부를 포함한 우리 일행은 이 규칙에 찬성했다.
우리는 규칙에 맞춰 욕을 하며 술을 마셨다.

산전수전 다 겪고 이 풍진 세상을 살아온 과부들은 모처럼 도시에
서 온 고위직 귀인풍의 남자에게
"이 X새끼야!"
하고 욕하는 재미로 연거푸 술을 마시고 선배는 처음 보는 여자에게
"이 J같은 X야! 내 술 한 잔 받아라." 하면서 과부들에게 술을 권
했다.
평소 자기 절제에 투철한 선배가 모처럼 술에 취하여 평생 한 욕

보다 더 많은 욕을 했다.

반말과 욕설로 대화를 하다 보니 남녀들이 홀딱 벗고 뒹구는 꼴이 되었다.

대화에는 '국가와 민족'이나 '전체주의와 민족주의', '도덕과 윤리' 따위가 끼어들 틈이 없었고 '음담패설', '포르노'가 핵심이 되었다.

우리는 인사불성이 돼 한약방에 돌아와 쓰러졌다.

다음 날, 선배는 생기가 돌며 콧노래를 불렀다.

오후 5시경, 해가 서산에 걸리자 선배가 제안했다.

"오늘 한 번 더 술 마시면 어떨까?"

"간경화 환자가 술 마시면 죽는데?"

"죽을 때 죽더라도 한 잔 더 하지?"

선배는 고아원 아이같은 처량한 표정으로 나를 바라보았다.

우리는 선술집에 가 다른 과부들을 불러 전날과 같은 규칙으로 술을 마시고 억수로 취했다.

다음 날도 또 마셨다.

사흘을 계속 과음했으니 간경화 환자는 어찌 됐을까?

2

병 나가라, 뚝딱! B

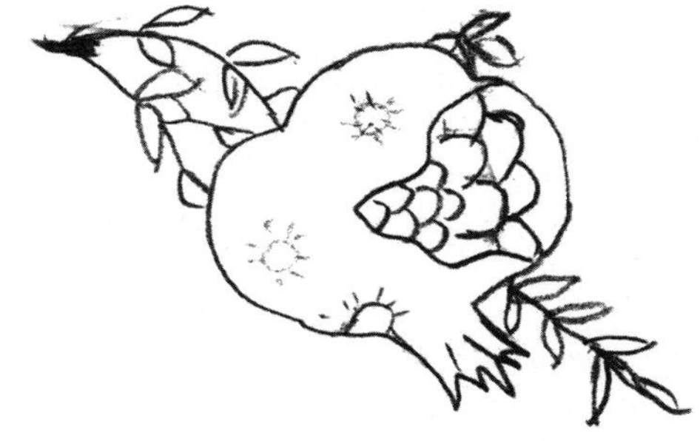

"크게 화를 내면 기운이 위로 오른다.
이 기운이 내려가지 않고 옆구리에 쌓이면 간이 상하고, 크게 화
를 내 기운이 거꾸로 오르면 역시 간이 상한다."
허준 선생이 동의보감에 썼다.

그는 화를 낸 적이 거의 없었다.
가정이나 직장에서나 유능하고 덕망있는 인격자로 말하고 행동
했다.
그도 사람이다.
피가 흐르는 사람이다.

직장동료가 야비한 짓을 하고 능력이 없어도 고위직에 있는 장인
빽으로 먼저 승진을 할 때 "진심으로 축하하네!" 하고 얼굴에 미
소를 지으며 덕담을 했지만 속이 쓰렸다.

외국에서 근무할 때 정숙하다고 알려진 아내가 흑인 청년과 바람
이 났어도 그는 모른 체 했다.
"내가 밤일이 시원찮으니 활화산 같은 흑인 청년이 아내를 만족
시켰으면 됐어."

머리는 이렇게 석가모니처럼 생각했으나 가슴에서는 열이 펄펄
끓었다.
"이것들을 다 쏴 죽이고 나도 죽을까?"
이런 생각이 들자 그는 깜짝 놀랐다.

예전부터 미군부대가 있는 기지촌 마을에서는 동네 여인들이 바
람을 많이 폈다.
양색시들은 미장원에 모여 수다를 떠는 데 주로 관계한 남자들 이
야기였다.
"그 흑인 놈! 물건이 대포야!"
"그 금발머리 백인 놈 말이야! 이 자식은 하룻밤에도 수도 없이
대들어."

여자들의 대화에 동네 부인들은 귀가 솔깃했다.
자꾸 듣다 보니 자기는 시원찮은 고추와 사는 기분이 들고 흑인
놈, 백인 놈이 머릿속에 있다가 바람이 났다.
선배 부인도 대포를 장착한 흑인 청년에게 마음이 '훅' 간 것이다.

한 번이 어렵다.
일단 치마를 올리면 한 번이나 백 번이나 차이가 없다.
선배 부인은 부임지가 바뀔 때마다 흑인이나 백인이나 가리지 않

고 젊은이들과 교류했다.

윤리와 도덕에서 해방된 여인이 되었다.

3

병 나가라, 뚝딱! C

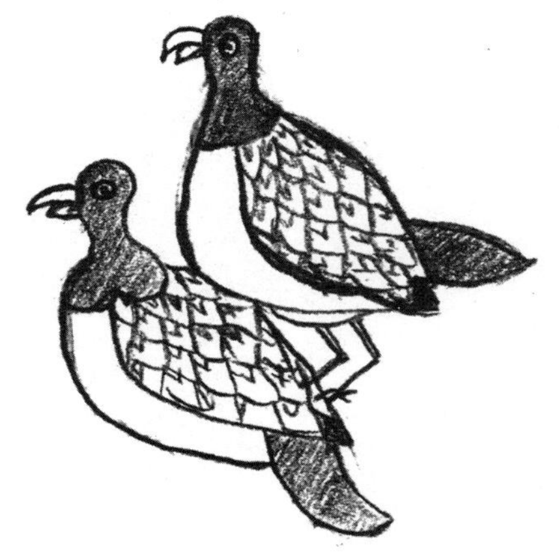

3일간 술에 절은 외교관은 어찌 됐을까?

간경화 환자가 3일간 폭음을 하면 죽을 수도 있다.

선배는 평소 흑색에 가깝던 어두운 얼굴에서 윤이 나는 밝은 모습을 볼 수 있었다.

화를 내면 간을 상하지만 화를 참으면 간을 더 상한다.

인간이란 화날 때 화내고 슬플 때 슬퍼해야 한다.

로봇처럼 감성 없는 것보다는 '뜨거운 피가 흐르는 결함 많은 인간'이어야 한다.

부엌에서 접시를 깬 적이 없는 사람보다 무수히 많은 접시를 깬 사람이어야 한다.

그래야만 자신의 결점이나 잘못을 반성하면서 남의 허물을 이해하고 용서할 수 있다.

모자라고 짜증 나고 변덕스러운, 불안정하고 불완전한 게 사람의 참모습이다.

영웅전, 위인전은 거의 다 가짜거나 사기거나 엉터리다.

인간의 원초적 희로애락이 사람들 사이에서 흙탕물처럼 뒤엉키면서 여과되고 승화되어야 사람다운 사람이 된다.

깊은 산속에서 도를 닦아 해탈을 하려는 고승을 '말뚝 스님'이라고 여기는 스님들도 많다.
"도대체 말뚝이 뭘 알겠어!"
용기 있는 사람, 지혜 있는 사람이란 자신의 허물을 알고 그것을 솔직하게 인정하는 사람이다.

선배는 자연스러운 인간의 삶이 아닌 깡통 로봇의 삶을 살았다.
품위에, 품위에 의한, 품위를 위한 삶을 살았다.
자기 자신의 판단은 없고 오직 남이 나를 어찌 여기는가를 삶의 척도로 삼았다.
한마디로 '시궁쥐'처럼 남의 눈치나 살피면서 산 것이다.
시궁쥐처럼 살다보니 그는 고위직 외교관도 됐지만 간경화 환자도 되었다.

3일간의 인성교육을 통해 선배는 새로운 세상을 알았다.
그는 외교관으로 세계를 돌아다니며 많은 사람과 접촉했지만 그것은 사람다운 만남이 아니라 박제되고 경직된 연출된 만남이었다.
지구를 수십 바퀴 돌았어도 실제로는 평생 열 발자국도 못 걷고 죽는 공장형 양계장 닭의 일생과 비슷한 삶을 보낸 것이다.

4

병 나가라, 뚝딱! D

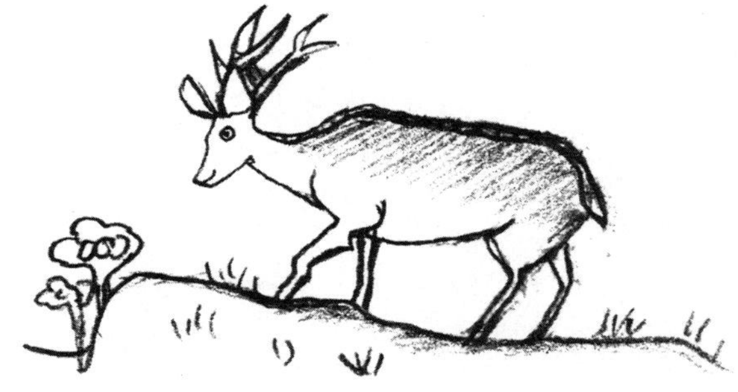

삶의 한복판에서

죽음이 다가오는 것을 모르다니…

참 어리석구나.

네가 하는 모든 일,

위대하다고 여기는 모든 것은

죽음의 순간에 아무 가치가 없다

-'티베트 사자의 서'에서

그는 간경화로 죽어가는 순간에도 '엘리트의 덫'에 갇혀 있었다.

겉으로는 겸손하고 교양있게 말하고 행동했지만 속으로는 지위가

낮고 학력이 낮은 사람을 업신여겼다.

그는 미국에서 근무하면서 하버드대학의 박사학위를 받았다.

외교관에 하버드 박사라니… 지위, 학력 따위로 사람을 평가하는

'엘리트의 덫'에 그는 깊이 빠졌다.

아주 깊이 빠졌다.

그의 앞에는 두 개의 갈림길이 있었다.

하나는 '현대의학'으로 다져진 길이었다.

다른 하나는 전통의술에 바탕을 둔 자연의학이었다.

엘리트 중독자들은 대부분 현대의학을 굳게 믿고 자연의학을 미신으로 치부한다.
선배는 현대의학의 길을 버렸다.
그 길의 끝에는 오직 고통스런 죽음 뿐이라는 것을 감지했다.

속이 상하면 애간장이 탄다. 애는 창자이고 간장은 간이다.
속이 상하면 왜 애간장이 탈까?
스트레스를 받으면 몸에 독소가 쌓이고 이 독소가 창자와 간을 상하게 한다. 독소는 피를 탁하게 한다.
우리 몸의 70%는 물이고 혈액의 50%는 물이다.

결국 좋은 물을 먹는 게 간 치료의 출발점이다.
신장에서는 피를 잘 정화시켜 오염된 물질은 소변으로 내보내고 깨끗한 피를 간으로 보내야 한다.
깨끗한 피가 간으로 공급되면 싱싱한 간세포가 증식을 해 간 기능이 정상으로 돌아온다.
모든 치병의 기본은 신장이 깨끗한 피를 온 몸으로 보내게 하는데 있다.

선배는 내 이론을 따랐다.
그는 평생 책 속에서 세상을 익혔다.

책 중독증이었다.

우물 안 개구리는 개구리 헤엄만 친다. 개구리가 배영을 하면 하늘을 본다.

그는 책을 버렸다.

하늘을 봤다. 이제는 삶 속에서 지혜를 찾아 나섰다.

해 뜰 때 일어나 따뜻한 숭늉을 마시고 뒷산을 한 시간 걸었다.

4초 내쉬고 2초 들이쉬는 출장식 호흡을 하면서 날숨을 쉴 때는 '병 나가라,' 들숨을 쉴 때는 '뚝딱!'을 속으로 소리 냈다.

그의 걷기는, 출장식 호흡은 '병 나가라, 뚝딱!'의 연속이었다.

'병 나가라, 뚝딱!'은 그의 생명줄이고 신앙이었다.

그는 누룽지를 끓여 누룽밥을 먹었다.

누룽지를 더 태워 까만 숭늉을 수시로 마셨다.

누룽밥에 새우젓이나 묵은 간장을 먹고 약초꾼을 따라 산을 다녔다.

처음에는 나물 채취하는 70세 할머니도 따라가기 힘들었다.

한 달쯤 지나자 높은 산이 낮아지고 거의 할머니들과 같은 수준의 걸음이 되었다.

할머니들은 점봉산이나 곰배령에서 15kg~20kg의 나물을 지고 내려왔다. 평소에는 평지 길도 지팡이 짚고 비실비실 걷던 노인들이 엄청난 괴력으로 점봉산, 곰배령을 올라가 나물 캐고 무거운 짐을 지고 내려왔다. 그는 할머니를 따라 다니다 집에 오면 누룽밥에 산나물을 먹고 깊은 잠에 빠졌다.

'병 나가라, 뚝딱!'을 외친지 한 달이 지났다.
그는 놀랐다.
단지 누룽밥과 숭늉, 산나물로 끼니를 때웠는데 높은 산을 다녀도 끄떡없고 아침에는 힘차게 발기가 되었다.
전에는 국내 최고 병원에서 고가의 영양주사를 맞고 고급 양주를 먹고 일류식당에서 값비싼 음식을 먹어도 매가리가 없고 하반신은 꿈쩍도 안 했는데…,
비아그라를 아무리 많이 먹어도 무용지물이었는데…

남자의 건강은 발기능력으로 평가된다.
혈관건강이 발기능력이다. 건강한 남자는 수면 중에도 여러 차례 발기가 된다. 결핵 환자는 예외지만…

그는 삶아낸 산나물을 수시로 먹었다. 산나물은 다 간에 좋은 식품이고 약초다. 그런데 산나물에는 독이 있다.
임꺽정같이 건강한 사람은 날 것을 먹어도 되지만 보통사람은 삶아 먹어야 한다. 특히 환자는 푹 삶은 나물을 먹어야 한다.

한약은 하루 두 차례 먹었다.

오령산 처방에 그가 할머니에게 얻어온 나물들을 넣었다.

'병 나가라, 뚝딱!'을 외친지 3개월이 지났다.

그는 설악산, 점봉산, 방태산을 이웃집 가듯 다녔다.

간경화가 어찌 됐냐고? 궁금해?

선배에게 말했다.

"병원에 가 검사하는 게 지식 있는 환자의 태도 아닌가요?"

그는 숨도 안 쉬고 단숨에 말했다. 딸깍발이 샌님인 그가 맹수처럼 외쳤다.

"Never"

"설악산, 방태산을 동네길 다니듯 오르내릴 수 있는 체력이면 병원에 갈 필요가 없네."

그는 우쭐대면서 말을 이었다.

"병원 대신 아내를 만나야겠어."

"그동안의 직무유기를 사과하고 뭔가 보여 줘야지."

  – '누우면 죽고 걸으면 산다1'에 수록된 '병 나가라, 뚝딱!'을 다듬었다.

5

밥의 힘

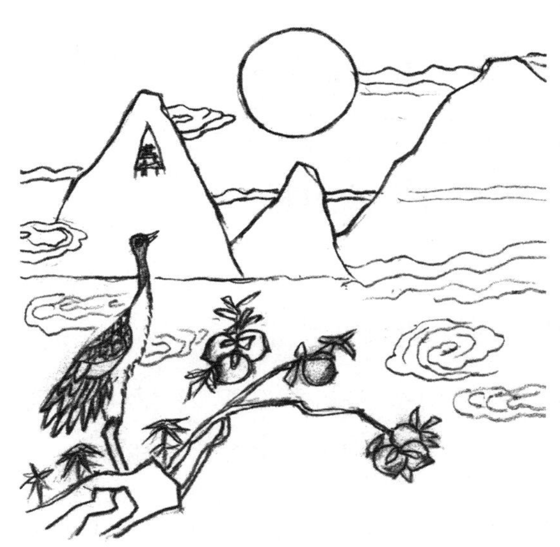

밥으로 고칠 수 없는 병은 약으로도 고칠 수 없다.

8년 전, 그는 간암이 커져 아들의 간을 이식했다.

5년 전, 그는 C형간염이 있어 인터페론 치료를 했다.

정기적으로 간 기능을 살폈다.

6개월 전, 소변에서 피가 나오고 다리가 부었다.

간 치료 전문의가 신장 치료 전문의에게 보냈다.

신장 기능이 20%가 채 남지 않아 혈액투석 예비군이 되었다.

간 기능에 문제가 있는 사람이 신장 기능이 나쁘면 치료가 어렵다.

많이 어렵다.

먼저, 나는 그에게 식이요법을 권했다.

수수 , 귀리, 보리, 율무, 조(기장 또는 피쌀을 써야 하는데 구할
수 없어 조로 대체함), 진창미(진창미가 없으면 현미를 씀).

이 곡물을 임의로이 배합하여 4시간~6시간 물에 담근다. 이 물
에 적정량의 와인을 배합한다.

이 물로 밥을 한다.

밥을 프라이팬에 올려서 30~40%를 태워 누룽지를 만든다.

이 누룽지에 물을 부어 누룽밥을 해먹는다.
이 누룽지는 간식거리로도 좋다.

곡식의 껍질은 단단하고 독이 있다.
식물은 움직이는 동물을 종자번식의 수단으로 이용했다.
그래야 동물이 먹어 그대로 배설해 종자를 퍼트릴 수 있다.
곡물의 껍질을 태워야 독도 없애고 속에 있는 영양도 얻을 수 있다.

커피를 만드는 사람들은 커피콩을 태울 때 두 번 튀는 소리를 듣는다.
첫 번째 파핑은 겉껍질이 타 부서지는 소리, 두 번째 파핑은 속껍질이 타 부서지는 소리다.

히포크라테스가 말했다.
"인생은 짧고 예술은 길다."
"밥으로 고칠 수 없는 병은 약으로도 고칠 수 없다."
내가 히포크라테스에게 물었다.
"어떤 밥을 먹어야 합니까?"
그는 우물쭈물 대답을 못했다.
의성 허준 선생도
"식보가 약보보다 윗급이다." 라고 했다.

그런데 허준 선생도 어떤 식보가 좋은 식보인 줄 설명을 안 했다.

2천 년 전, 히포크라테스나 400여 년 전 허준 선생은 세상이 지금처럼 변할 줄 몰랐다.

지금은 쌀, 밀가루, 고기, 항생제, 비료, 방부제, 농약을 섞어 식단을 꾸리고 있다.

이 식단에서 해방돼 올바른 음식을 찾는 게 건강을 찾는 비방이다.

약보다 밥이 먼저다.

올바른 밥 없이는 어떤 약도 소용없다.

처음에 열거한 누룽밥, 누룽지가 올바른 밥이다.

이 누룽지를 다시 80%쯤 태워 검은색 커피 가루처럼 만들면 좋은 숭늉이 된다.

30% 태운 누룽밥, 80% 태운 숭늉으로 건강한 몸을 만들자.

인체의 70%는 물이다.

혈액의 50%는 물이다.

좋은 밥과 물을 먹는 게 건강을 지키는 핵심이다.

음식보다 더 중요한 게 있다.

마음가짐, 이게 잘못되면 음식이건 약이건 다 쓰레기다.

불치병에서 해방되려면?

1. 멋진 마음

2. 바른 음식

3. 제대로 된 약 처방이 있어야 한다.

1번과 2번은 환자의 영역, 3번은 의사의 몫이다.

그는 열심히 식이요법을 실천했다. 내가 처방한 한약도 열심히 먹었다. 대체로 항암치료를 하는 사람이 묻는 게 있다.

"한약을 먹으면 간, 신장에 나쁘다는데…"

"항암제보다 더 간이나 신장에 나쁜 약은 없다. 이런 약 때문에 신장이 망가져서 왔으니 정신 차려 생각해라."

"한약도 몸을 망치는 처방이 많지만 간이나 신장을 살리는 처방도 얼마든지 있다. 선택은 당신 몫이다."

예전에 신장약은 대부분 약한 신장 기능을 강하게 하는 처방이었다. 지금은 세상이 바뀌었다.

이제는 망가진 신장혈관을 수리하고 치료하는 것으로 패러다임이 변한 것이다. 그러니 옛 처방으로 신장을 치료할 때는 신중한 선택이 필요하다.

그는 내 의견을 존중했다.

6개월이 지나자 몸에 변화가 왔다.

신장 기능이 좋아졌다. 그리고 간 기능도 좋아졌다.

그가 물었다.
"신장 치료를 했는데 어찌 간 기능이 좋아졌지요?"
"신장에서 깨끗한 피를 걸러 간에 공급해야 간 세포가 활발하게
증식을 합니다. 간 세포는 증식이 빠른 세포로 알려졌지요.
신장에서 간세포 원료인 깨끗한 피가 공급되자 간 기능이 정상으
로 돌아간 거지요."

서양이나 동양이나 자양강장제, 강정제 따위가 판을 친다.
강장제와 강정제는 어떻게 다른가?
전문가에게 물어봐도 전문서적을 뒤져봐도 다 어물어물하고 있다.
간장약과 신장약은 어떻게 다른가?
웅담, 사향을 먹으면 간이 좋아지고 해구신이나 녹용, 비아그라,
철갑상어 알, 송로버섯를 먹으면 신장이 좋아지나?

다 헛소리다. 신장에서 피를 깨끗하게 정화해 간에 보내야 간 기
능이 활성화된다.
신장과 간은 같은 환경에서 자란다.

6

'암' 치료 비방

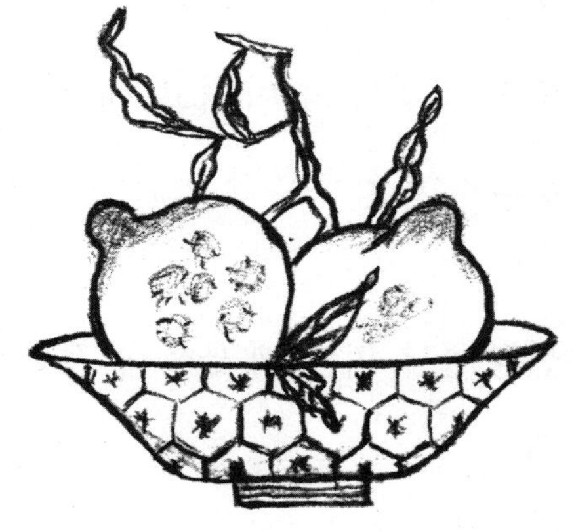

누구나 '암' 소리만 들어도 반쯤 죽는다.

이런 진단을 받고도 쫄지 않고 끄떡없는 사람은 '암'에서 해방될 자격이 있다.

암은 Cancer로 Cancel(무효화 하다)과 거의 비슷하다.

암적 존재는 구제할 수 없는 존재다.

동양이나 서양이나 '암'은 인간에게 치명적 존재로 인식돼 있다.

이 벽을 깨는 게 이놈의 병을 이기는 기본 원칙이다.

방사능 물질은 암을 일으키는 최고의 원흉으로 꼽힌다.

퀴리 부인은 일반인이 한 번 쬐면 죽을 양의 30배를 쬐고도 67세까지 살았다.

암, 암, 그렇고 말고 퀴리 부인을 생각해야지.

암에 떨지 않는 게 암 치료의 특효약이고 비방이다.

7

간경화가 불치라고?

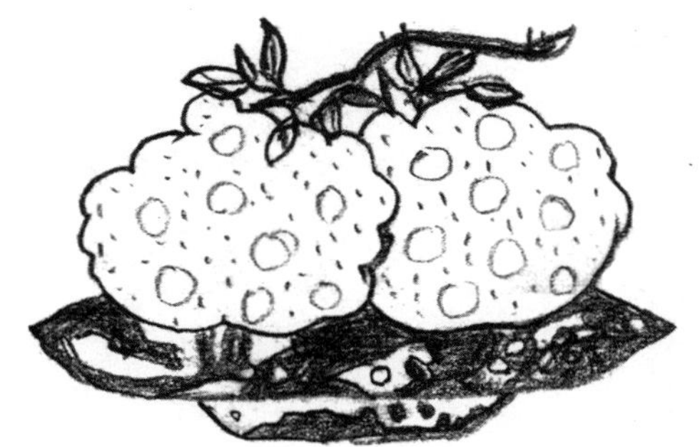

중국 동포가 일본에서 왔다.

길림성에서 자수공예를 했다.

자수공예는 가만히 앉아 하는 거라 쉬운 줄 알았더니 하루 12시간
~18시간을 신경 쓰는 고된 일이었다.

1994년, 병원에서 간경화 초기 진단을 받았다.

당시 길림성은 낙후 지역이었다.

변변한 의료시설이 없었다.

병원에서는 지네를 계란에 섞어 먹으라는 처방을 내렸다.

발과 꼬리는 떼고…

주위에서 단고기와 닭고기를 권했다.

단고기는 개고기다.

한 주에 두 번쯤 먹었다.

그런데 고기를 먹으면 기운이 더 떨어지고 피곤했다.

기운 생기라고 고기를 먹는데 왜 거꾸로 기운이 떨어질까?

간이 나빠져 동물성 단백질의 분해 능력이 떨어졌기 때문이었다

당 간부들과 일본에 갈 기회가 있었다.

일본에서 자수공예를 하며 짭짤한 소득을 올렸다.

어느 날, 목에서 피가 나왔다.

간경화로 식도 정맥이 터졌다.

복수가 찼다.

간경화 복수였다.

일본 병원에서 식도를 묶고 이뇨제 처방을 받았다.

여러 해가 지났으나 점점 몸은 나빠졌다.

한국에 왔다.

화타식 섭생과 양생법을 실천했다.

1. 따듯한 숭늉을 꼭꼭 씹어 먹었다.

2. 림프절 연고를 옆구리, 식도, 아픈 곳, 아랫배, 요추 선골, 고
   관절에 바르고 마사지를 했다.

3. 몇 가지의 채소와 과일을 먹었다. 약간 익힌 것을 껍질과 씨를
   빼고 먹었다.

4. 식물성 위주의 식사를 했다.

5. 탕약은 오령산에 산사 백모근을 추가했다.

천천히 이뇨제를 줄였다.

출장식 호흡을 하면서 햇빛 속을 걸었다.

복수의 원인은

1. 해로운 식사와 과식

2. 스트레스, 내가 살 수 있을까? 하는 언짢은 생각

3. 과로. 지나친 일이나 과도한 운동. 자기에게 알맞은 운동량이
   다 따로 있다.

식이요법, 스트레스 다스리기, 과로를 잘 조절하면 간경화가 죽
을 병에서 살 병이 된다.

동포 여인이 나에게 온 지 8년이 지났다.

꾸준히 약을 먹었다.

그는 자수공예의 국제적인 장인이 되었다.

여인이 그의 작품을 선물하며 말했다.

"한약을 먹으면 간을 해친다고 하는데 한약을 먹어 간을 살리고
신장도 살렸어요."

8

성자가 된 조직이 A

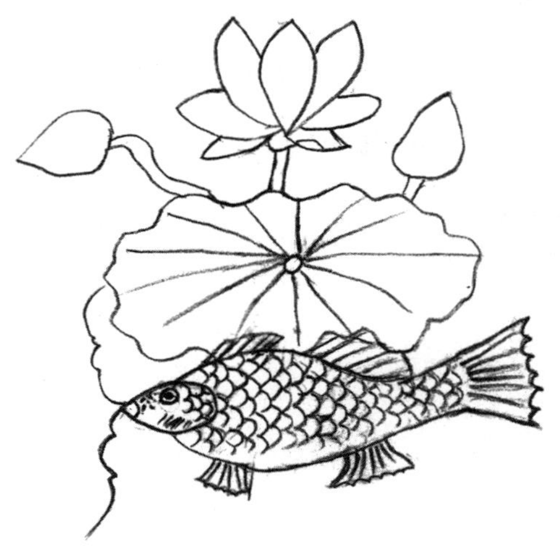

죽음! 그것은 그냥 자연의 이치다.

우리는 알 수도, 해결할 수도 없다.

하느님의 영역이다.

하느님의 영역을 기웃거리지 말자.

오직 삶, 삶에만 집중하자.

군산 외항에서 어청도 행 여객선을 탔다.

군산에서 북서쪽으로 72km 떨어진 이 섬은 물이 맑아 어청도,

푸른 산이 우뚝 솟아 어청도라 했다.

행정구역으로는 전라북도 군산시 옥도면 어청도리인데 500명이

채 안되는 사람들이 살고 있었다.

배는 하루 한 번 왕복한다.

운항시간은 3시간 30분이다.

먼 바다를 다니는 이 노선은 명령항로다.

바람이 조금만 불어도, 안개가 약간 있어도 운항정지다.

그래서 여기에 가려면 하늘이 도와야 한다.

어젯밤, 바람이 세찼다.

"배가 못 뜨겠구나…" 했는데 다행히 제시간에 출항했다.

정기 여객선인 '신어청 페리호'에는 백여 명의 승객과 수십 대의
차들이 있었다.
항구를 벗어나자 약한 바람에도 선체가 흔들렸다.
앞 갑판 위로는 파도가 조금씩 넘쳐 들어왔다.

어청도 선착장에 도착했다.
한가했다. 한가한 식당에서 밥을 먹고 등대로 갔다.
언덕길을 오르다가 길을 가로지르는 뱀을 만났다.
길이가 1m쯤 되는 꽃뱀이었다.
독이 없는 이 뱀은 겁이 많아 잡으려 들면 쏜살같이 도망가지만
아이들이 겁먹고 도망치면 집까지 쫓아온다.
강자에게는 엄청 약하고 약자에게는 무섭게 강한 뱀이다.

고개를 넘자 등대가 나왔다.
1912년에 세운 이 등대는 비교적 규모가 큰 등대에 속했다.
젊은 직원이 나와 반갑게 맞으며 말했다.
"여기서는 바다 건너 중국의 닭 우는 소리, 개 짖는 소리까지 들
려요. 그만큼 중국과 가깝지요."

눈 앞에 섬이 보였다.
"저 섬은 뭐지요?"

"격렬비열도에요. 정기 여객선은 다니지 않지요.
고기잡이 배나 낚싯배가 갑니다."

포구로 돌아왔다.
다방이 유난히 많았다.
인구 500명 마을에 10여 개의 다방은 많은 편이다.(30여 년 전에
는 찻집, 카페 이런 말은 없었고 다방이라고 했다.)
그런데 대부분의 다방은 문이 닫혀 있었다.
예전에는 많은 고기잡이 배들이 몰려와 난장판이 됐는데 얼마 전
관청에서 자기구역에만 배를 대도록 해 포구가 한산하게 되고 다
방들도 된서리를 맞았다.

9

성자가 된 조직이 B

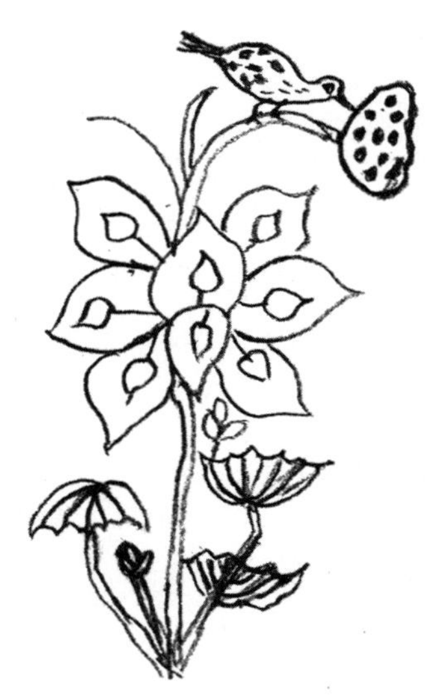

어청도에는 많은 '조직이'들이 있었다.

인구 500명 내외인 섬에 웬 '조직이'인가?

본인들도 스스로 '조직이'라 했고 다른 사람들도 이들을 '조직이'라 했다. 조직이라니…

조직 폭력배는 뜯어 먹을 게 많은 대도시에 기생하는데 이 외딴 작은 섬에 무슨 먹이가 있겠는가?

'조직이'는 어부들 속에 있었다. 어부들은 한 번 출항해서 큰 수확을 올리면 수십만 원에서 수백만 원의 소득을 올린다.

그들은 돈이 주머니에 들어오면 술집으로 간다.

술과 여인들에 묻혀 돈이 바닥나야 끝난다.

그들은 가진 돈을 다 쓰면 담뱃값이 없어 여자들에게 담뱃값을 얻어 쓰기도 한다.

항상 죽음과 맞서 싸우는 어부들에게는 알뜰하게 돈을 모아 보랏빛 미래를 꿈꾸는 것은 웃기는 짓이다.

그들은 말한다.

"돈은 있을 때 흥청망청 쓰는 게 장땡이야."

"언제 죽을 줄 모르는 데 미래라니…"

'조직이'는 '조져 없앤다, 먹어 조진다'는 자조적인 이름이다.

이 '조직이' 문화는 대부분 어촌이나 섬마을의 골칫거리였다.

인천 근처의 어느 섬에서는 이 문화를 청소하려고 부녀회가 들고 일어났다.

그들은 섬에서 술 판매를 금지하고 술 반입도 막았다.

그러자 날마다 술에 취해 소리 지르고 싸우던 모습이 사라졌다.

술집 여자 때문에 가정이 거덜 나던 사건이 없어졌다.

끼니가 없고 애들 학용품값이 없어 쩔쩔매던 집이 없어졌다.

술집에 술이 없으니 술집 여자들은 다른 곳으로 짐을 싸 가버렸다.

마을은 평화롭고 부유한 곳이 되었다.

술…

수백 년, 수천 년 동안 대물림해서 가난하던 섬이 '술' 하나를 없애자 천국으로 변했다.

부녀회는 섬에 들어와 낚시질하는 사람들을 검문했다.

술이 있으면 압수했다. 섬을 떠날 때 돌려주었다.

어청도 부녀회에서도 다방들의 불법 행위를 문제 삼자 술집을 겸하던 다방들은 문을 닫았다. 그러나 술까지 없애지는 못했다.

이곳은 자연산 생선이 자랑인데 횟집이 없었다.

그들은 생선을 잡아 싱싱한 것은 산채로 비싼 값을 받고 도시에 내다 팔았다.

값이 변변치 않은 것은 대강 무 썰듯 잘라 술안주로 했다.
그들은 생선회란 말을 거의 쓰지 않았다.

여름철 관광객들이 몰려오면 집집마다 간판이 걸렸다.
'자연산 생선회', '청정지역 생선회'
생선회가 없는 섬, 물 맑고 푸른 산이 있는 섬.
자연산 생선이 도시의 순댓국이나 떡볶이만큼 흔한 곳이 어청도다.

민박집 창문을 통해 새벽 바다를 보았다.
8시쯤 되자 70대 민박집 할머니가 그물망에 미역과 해물을 가득
채워 돌아왔다. 할머니는 새벽에 바다에 들어가 일하고 퇴근한다.
도시 사람들이 새벽에 헬스클럽에 가거나 조깅 따위를 하듯 할머
니는 바다 속에 들어가 자맥질을 하며 소득을 올렸다.

세상에 70대 노인이 저런 생활을 하다니…
조용한 바다에 혼자 들어가 하루 먹을 것만 채취하는 노인의 모습
이 아직도 눈에 선하다.
할머니가 말했다.
"내 고향이 제주도에요. 18살 때 이곳에 일하러 왔다가 저 영감에
빠져 이곳 사람이 되었어요. 벌써 50년이 넘었어요. 5남매를 낳
았는데 다 육지에 가 결혼해 살고 우리 둘만 남았지요."

10

성자가 된 조직이 C

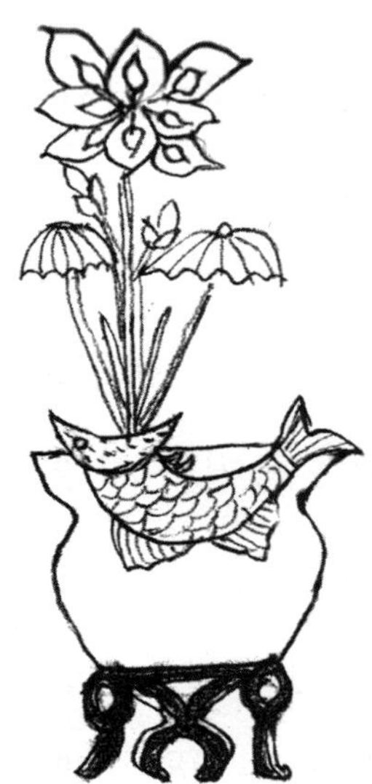

마을을 다니다 보니 언덕에 허름한 건물이 있었다.

근처에서 50대 여인을 만났다.

"저 건물이 뭐에요?"

"천주교 공소에요."

부인의 남편은 '조직이'였다.

어청도 토박이인 남편은 수십 년간 열심히 고기 잡고 열심히 술 마시다가 어느 날 쓰러졌다.

군산 병원에 갔다.

평생 처음 간 병원에서는 중풍, 간디스토마, 간경화, 간암 판정을 했다.(민물과 바다를 오가는 생선을 회로 먹으면 간디스토마가 생길 수 있다.)

병원에서 죽음을 기다리자 그의 모친이 말했다.

"여기서 개죽음을 하느니 집에 가 병을 고치자."

모친은 토속신앙의 제사장으로 대물림을 받았다.

굿을 해 아들의 병을 고치려 했다. 여러 차례 굿을 했다.

아들은 점점 죽어갔다. 모친은 아들을 포기하고 집안 식구들도 희망을 버렸다.

그러나 부인은 포기하지 않았다.

가톨릭 신자인 부인은 송장이나 다름없는 남편을 데리고 익산 종합병원에 갔다.

간경변, 간암 말기인 남편은 링거를 맞으며 죽음을 기다렸다.

부인은 남편에게 병자성사를 권했다.

평소 서양에서 온 종교를 악귀 보듯 한 남편은 아내의 마지막 소원을 들어 주었다.

신부님이 와 병자성사 의식을 했다.

그날 밤, 그는 무수히 많은 피를 쏟았다.

구규출혈이었다.

구규는 우리 몸에 있는 아홉 개의 구멍이다.

귀 두 곳, 코 두 곳, 눈 두 곳, 입, 항문, 성기…

입, 소변, 대변을 통해 피가 나왔다.

부인은 생각했다.

"밤새 토혈과 하혈하는 것을 보니 오늘을 넘기기 힘들겠구나."

그런데 새벽녘이 되자 다 죽어가던 남편은 얼굴에 생기가 돌면서 물과 미음을 달라고 했다.

반조현상인 듯했다. 반조현상이 뭔가?

죽을 병에 걸린 사람이 죽음 직전에 기력이 회복된 듯 보이는 현상이다.

이때는 음식을 못 먹던 사람이 음식을 잘 먹고 기운이 없어 말도 못하던 사람이 말을 또렷하게 잘한다. 얼굴은 환해진다.

그동안 잘못했던 점을 주위에 사과하며 용서를 구한다.

마지막 기름 한 방울이 탈 때 더 환하게 빛나는 등잔불과 같다.

그날 밤, 부인의 꿈에 남편이 신부 복장을 하고 성경책을 들고 나타났다.

부인은 남편을 나무랐다.

"신부님 복장은 신성함의 상징이에요. 아무리 장난이라도 이러면 못써요. 얼른 벗어요."

부인은 옷을 벗기려 했으나 남편은 한사코 거부했다.

밤새, 벗어라, 싫다, 옥신각신하다 꿈을 깼다.

그는 무속신앙 가정에서 태어났다.

말끝마다 '신부나 목사는 다 악귀야.' 하더니 해괴한 일이 벌어졌다.

부인은 기이한 꿈에 머리가 혼란스러웠다.

반조현상이 생기면 하루나 이틀 안에 대부분의 사람이 죽는다.

그런데 그의 남편 '조직이'는 열흘이 지나도 죽기는커녕 더 쌩쌩했다.

남편은 고향에 가자고 했다.

"죽더라도 고향에서 죽어야지."
"마지막 남은 인생, 당신과 당신의 하느님을 위해 살아야지."

그들은 고향에 돌아왔다.
집 근처에 공소가 있었다. 수십 년 전에 세운 이 공소는 처음에 신도가 많았다. 수시로 오던 신부가 오지 않자 교인들은 옆에 있는 개신교 교회로 다 가버렸다.
공소는 폐허가 되었다.
마을 사람들은 빈 공소를 귀신 나올 집, '귀곡산장'이라 했다.
근처에서 조업하던 어선들은 태풍이 오면 이 섬으로 피신하고 어부들은 귀곡산장에 머물렀다.
그들은 공소에서 술을 마시고 술병을 깨고 공소 유리창을 깼다.
공소는 더 괴이한 모습이 되었다.

그의 남편은 죽는 날까지 공소를 돌보며 살기로 했다.
"죽음은 하느님 영역이고 삶은 내 영역이다. 하느님 영역을 침범 말자. 내 영역만 열심히 살자." 그의 기도문이었다.
매일매일 공소에 가 청소하며 수리를 했다.
처음에는 집에서 5분 거리인 공소까지 가는 데 30분이 걸렸다.
빗자루를 드는 것도 버거웠다.
그는 천천히 걷고 천천히 일했다.

어느덧 25년이 지나갔다

며칠 못 살 거란 사람이 아직도 살아있다.

익산 병원에서 나온 후 한 번도 병원에 가지 않았다.

건강식품, 양약, 한약 따위는 전혀 관심이 없었다.

부인이 차려주는 밥만 먹고 부인을 위해 공소 관리만 했다.

힘들면 힘든 대로, 아프면 아픈 대로 그냥 지냈다.

'힘들면 힘든 게 당연하고 아프면 아픈 게 당연하다.'고 여겼다.

죽을 때가 되면 죽는 게 당연하다고 여기니 죽음의 공포가 없었다.

인도의 자이나 교도는 죽는 날을 기쁘게 기다린다.

그들은 건강하게 오래 산다.

가장 괴롭게 사는 것은 안 죽으려고 발버둥 치는 것이다.

'조직이'는 죽음을 강 건너 불 보듯 했다.

기적이 일어났다.

- '누우면 죽고 걸으면 산다3'에 수록된 것을 다듬었다.

11

죽음에서 탈출한 사람

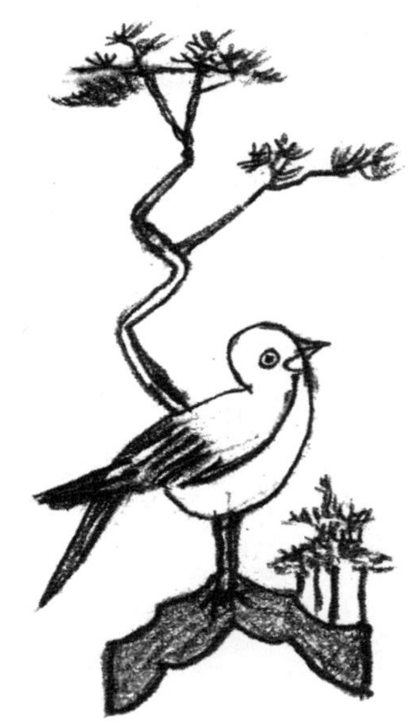

누구나 죽음이 별안간 다가오면 갈팡질팡한다.

이때, 순간의 판단이 생사를 결정한다.

70대 후반의 남자가 왔다.

그가 조용히 말했다.

"코로나 독감으로 중환자실에 있다가 완치된 지 보름이 됐어요."

"코로나 독감은 완치됐지만 심장과 폐 근처, 서혜부에 피부질환

이 심하고 신장이 약하고 당뇨 수치가 높게 나온다는 의사의 소견

이 있었는데 죽을 병은 아닌 듯해요."

그는 46년 전 미국으로 이민을 갔다.

뉴욕에서 세탁소를 하면서 5남매를 키웠다.

쉬지 않고 일했다.

주위에서 '노새보다 지독한 놈'이라고 칭찬하는 사람, 비난하는

사람이 있었다.

그 흔한 여행 한 번 가지 않았다.

두 아들은 의사가 되고 세 딸은 약사가 되었다.

거의 두 달 전, 그는 몸살 감기가 심해 구급차를 불렀다.

구급차에 누워있는 그에게 구급대원이 말했다.

"지금 뉴욕병원은 환자를 싣고 온 차들로 만원입니다. 병원 밖에
도 구급차들이 줄 서 있지요. 의사를 만나려면 보름이 걸릴지 한
달이 걸릴지 알 수 없어요."

그는 구급차 기사에게 집으로 가자고 했다.

그는 번갯불에 콩 튀겨 먹듯 재빨리 한국행 수속을 밟았다.

아들들이 비행기를 타는데 한몫 거들었다.

이틀 후 한국에 도착했다.

코로나 독감 양성판정이 나왔다.

중앙의료원에 입원했다.

한 달 만에 퇴원했다.

보름이 지났다.

병원에서는 완치됐으니 걱정 말라고 했다.

퇴원 후 뉴욕에 있는 친지들의 소식을 들었다.

자기처럼 병에 걸린 사람들은 병원 응급실에 들어가려고 응급차
에서 기다리다가 누구는 열흘 만에 죽고 누구는 보름 만에 죽거나
20일 만에 죽었다고 했다.

그는 후유증으로 폐와 신장이 나빠졌지만 죽을 병은 아니었다.

가려움증이 심해 괴롭다.

신장이 좋아지면 가려움 증세는 저절로 사라진다.

'누우면 죽고 걸으면 산다'
이 책은 1996년, 뉴욕에서 한국인이 쓴 건강 베스트셀러가 되었다.
이 책의 마니아인 그는 구급대원 말에 먼저 한국이 떠오르고 이
병은 내 조국에 가 고치겠다는 결정을 내렸다.

죽을 병에 마주치면 대통령이나 노숙자나 허둥지둥 하게 된다.
세계적인 석학이나 말단 노동자나 머릿속이 하얗게 되어 판단능
력이 사라진다.
롤 모델이 있으면 '이럴 때 내 롤 모델은 어떻게 판단할까?'
판단을 롤 모델에게 맡긴다.
'하느님을 믿으면 이럴 때 하느님은 어떤 결정을 하실까?' 한다.

평소 생각이 사람의 행동을 결정한다.
그는 병에 걸리자 무조건 한국에 왔고 목숨을 건졌다.
천당과 지옥이 마음 한 점에 있었다.

12

딸꾹질이 사람 잡는다

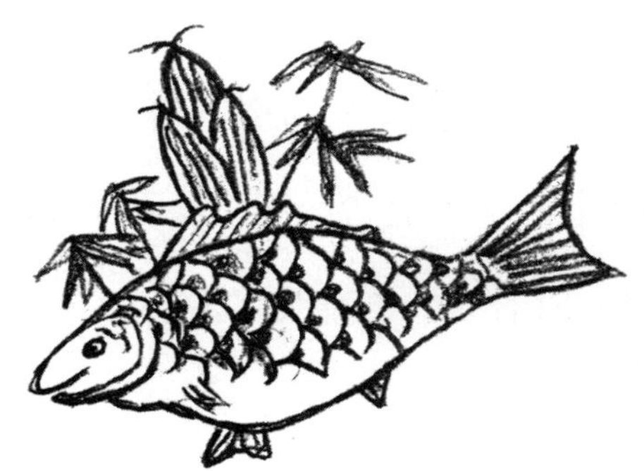

중풍 환자가 딸꾹질을 계속하면 죽는다.

거의 40년 전 이야기다.

산골에서 한약방을 할 때였다.

비가 계속 내리는 장마철이었다.

깊은 산골에 환자가 있어 왕진을 갔다.

환자는 비가 퍼붓는 일 주일 동안 하루종일 술을 마시다 중풍으로 쓰러졌다. 구급약인 우황청심환을 갈아 먹이고 사관을 주무르는데 계속 딸꾹질을 했다.

옆에 있는 동년배 영감이 말했다.

"중풍에 딸꾹질을 계속해서 하면 죽는데…"

자꾸 그 소리를 반복했다.

나는 중완과 폐와 관련된 경락을 여기저기 마사지 했지만 딸꾹질이 멈추지 않았다. 옆의 영감은 연신 '저러다 죽는데'를 반복했다. 그도 술에 취해 있었다.

사람들은 우르르 몰려나와 내 의술을 지켜보는데 딸꾹질은 여전하고 영감의 잔소리는 계속됐다. 그 영감을 한 대 갈기고 싶었다.

환자는 병원 응급실에 가야 하는데…

당시 벽촌에는 병원 응급실에 가는 체계가 없었다.

동네에 자동차가 한 대도 없던 시절이다. 비가 퍼붓는데 경운기를 타고 100리도 넘는 곳에 있는 병원에 갈 수는 없다. 40여 년 전 오지마을, 두메산골 사정을 아는 사람은 다 안다.

어느 할머니가 말했다.
"딸꾹질에는 느릅나무 껍질, 목련꽃, 족두리풀 분말을 참기름에 오래 담아놓은 게 잘 들어요. 손자들 감기, 비염, 천식에 쓰려고 만든 것이 있으니 써보세요."
나는 할머니가 가져온 농축액을 환자의 목과 인후, 등 쪽의 고황혈과 폐유혈에 넓게 바르면서 마사지를 했다.
20분쯤 지나자 환자의 딸꾹질은 멈췄다.

30여 년이 지난 후 비슷한 경험을 했다. 한국 최고 병원에서 항암치료를 받던 암환자가 딸꾹질이 났다. 하루가 지나도 멈추지 않았다. 항암치료는 중단되고 딸꾹질 처치를 했지만 속수무책이었다.

항암치료를 받던 환자의 딸꾹질은 왜 생겼을까?
폐에 꽉 찬 독소를 빼내려고 날숨 동작을 하는 게 딸꾹질이다.
정상호흡이 안돼 인체가 자기방어수단으로 횡경막 경련을 일으키는 게 딸꾹질이다.
노인의 20%는 호흡곤란을 느낀다.
요양병원에서는 앓는 소리, 기침소리와 함께 딸꾹질하는 환자를 많이 볼 수 있다.

폐 기능이 약하면 그를 보완하는 방법이 두 가지다.

물리적 방법과 생화학적 방법이다. 물리적 방법이 출장식 호흡이다. 날숨 쉬기를 잘해 숨 쉬는 기능을 높여야 한다.

환자는 물론 일반인도 마찬가지다.

두 번째 방법은 시골 할머니가 제조한 것과 비슷한 방법으로 비염 천식에 쓰는 청상보하탕을 참기름에 녹여 그 추출액을 목, 인후, 고황혈, 폐유혈에 바르기다.

폐기종은 COPD에 해당하는 불가역성 질환이다.

기관지나 폐는 약효가 잘 전달되지 않아 전세계가 폐기종을 불치의 병, 절대 좋아지지 않는 병으로 진단했다.

폐기종에 청상보하탕 추출물을 인후, 폐유혈, 고황혈에 바르면 상태가 악화되는 것을 억제한다.

이 처방 추출액에 사향을 첨가하면 더 좋다.

사향이 들어있는 공진단 추출액도 도움이 된다.

출장식 호흡을 같이 하면 폐기종 환자가 큰 도움을 얻는다.

물리적 요법과 생화학적 요법을 병행하면 폐 기능은 물론 COPD에도 큰 효과가 있다.

13

COPD와 천식

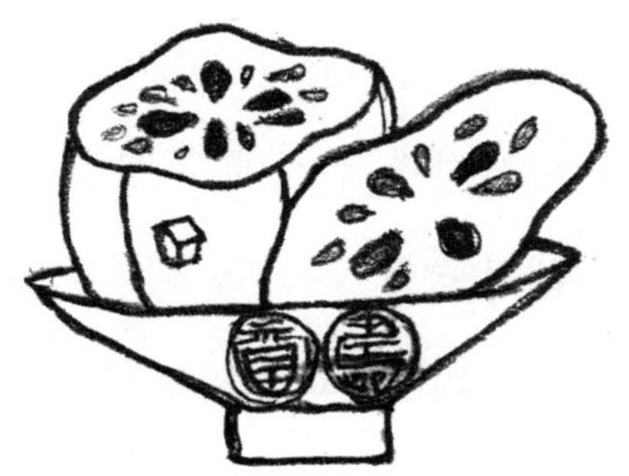

COPD는 세계 사망률 4위로 점점 사망 환자 수가 늘어나는 질환이다.

COPD는 기관지 천식, 만성기관지염, 기관지확장증, 폐기종을 포함한 질병들의 총칭이다.

건강보험심사평가원에 따르면

"한국인 가운데 COPD에 걸리는 사람은 약 10% 선이고 해마다 6천 명 이상이 이 병으로 죽는다."고 했다.

65세 이상 남자 중 절반이 COPD를 앓고 있다.

천식은 어떨까?

2018년, 천식으로 병원을 찾은 환자는 144만 3,200여 명에 달했다.

천식은 좋아졌다가 나빠졌다가를 반복하지만 치료가 늦으면 숨이 막혀 죽는 수가 많다.

COPD는 기관지나 폐의 손상으로 환자의 상태가 계속 나빠지기만 한다. 절대 좋아질 수 없는 고약한 병이다. 전세계 의료계는 COPD가 시작되면 서서히 죽는 것을 기정사실로 단정했다.

절대 회복이 불가능한 불가역적 질환이었다.

한마디로 치료약이 전혀 없다고 공식 인정한 질환이다.

암은 낫기도 하고 사라지기도 하지만 COPD는 낫지도 사라지지도 않는다.

오직 나빠질 뿐이다.

이런 호흡기 병은 먹는 약이 거의 듣지를 않는다.

그는 태어날 때부터 기관지가 약했다.

그의 모친은 결핵을 앓고 있었다.

당시에는 결핵 치료약을 쉽게 구하기 어려웠다.

모친은 유럽에서 비방으로 여기던 방법을 쓰기로 했다.

'인생의 굴레', '달과 6펜스'를 쓴 영국 작가 '섬머셋 모옴'은 결핵에 걸린 엄마의 결핵 치료 보조제로 세상에 나왔다.

그 시절 임신을 하면 태아가 폐를 받쳐줘 결핵 환자에게 도움이 된다는 게 유럽 사회의 속설이었다. 그도 결핵 걸린 엄마의 결핵 보조제로 세상에 나왔다.

아이를 낳고 엄마는 죽었다.

그는 엄마 젖을 한 번도 먹지 못했다.

우유를 먹으면 토했다. 미음과 콩국물로 영아기를 넘겼다.

그는 날마다 감기 속에서 살았다.

학교에 갈 때는 여름에도 마스크를 쓰고 다녔다.

친구들과 어울릴 힘이 없었다.

구석에서 조용히 앉아 책만 보았다.

말없이 책만 보고 항상 마스크 쓰고 초등학교, 중학교, 고등학교를 마치고 사범대학 국어교육과에 입학했다.

3학년 때 신춘문예에 당선돼 병아리 작가가 되었다.

중학교 선생을 하면서 계속 글을 썼다.

작가로 명성은 쌓였지만 점점 기관지 기능은 약해졌다.

병원에서 주는 코로 흡입하는 약에도 한계가 왔다.

병이 심해질수록 죽음의 공포는 커졌다.

그러자 체중이 줄고 식욕이 없고 우울증이 왔다.

여러 의료기관을 거쳤지만 그 치료방법은 그 밥에 그 나물이요, 도진개진이었다.

'세상에 불치병은 없다. 치료방법을 모를 뿐이다.'

그는 림프절 치료 연고로 폐기능을 강화했다.

림프절이 제대로 작동하면 모든 병이 물러난다.

림프절은 목 주위에 60%, 허리 주위에 40%가 있다.

그는 림프절 연고를 목 주위, 어깨, 겨드랑이에 발랐다. 인후와 등 쪽에 있는 경혈인 고황혈과 폐유에도 연고를 바르고 마사지를 했다. 연고의 약효가 폐와 기관지에 접근하자 그는 호흡이 훨씬 편안하고 기운이 생겼다.

기운이 생기는 피토테라피를 먹었다.

보중익기탕으로 소화를 돕고 기운을 차렸다.

기운이 생기자 우울증이 사라졌다.

위장은 우리 몸의 오장육부에 12경락이 모이는 곳이다.

이곳을 중완이라 한다. 가운데 중(中), 주머니 완(脘) 12경락의 주머니다.

중국에서는 이곳에 줄기세포가 많다고 여겨 줄기세포를 추출하기도 했다. 태반과 중완이 줄기세포의 집합소로 보는 견해도 있다.

중완, 즉 밥통만 튼튼하면 만사가 튼튼하다는 중국 의학자 이동원의 학설이 이 선생에게는 통했다. 보중익기탕으로 전신의 기운을 만들고 림프절 연고로 기관지와 폐를 튼튼하게 했다.

일 년이 지나자 더 이상 COPD로 응급실에 가거나 고생하는 일이 없었다. 식이요법과 출장식 호흡은 큰스님이 염불하듯 열심히 했다. 그가 림프절 연고 치료법에 공감을 하고 충실히 지킨 게 큰 몫을 했다.

'내 병은 죽는 병이야!'

이런 생각을 했다면 그는 병을 이기지 못했다.

"당신은 태어나자 엄마가 죽고 젖 한 번 못 먹고 나쁜 기관지, 폐를 가진 채 40여 년을 살았다.

당신같이 죽을 고비를 많이 넘긴 사람은 엄청난 면역력을 가졌다.

그런 사람은 호락호락 죽지 않는다.

골골 팔십. 80년 동안 골골거리며 면역력을 키운 사람을 말한다.

당신은 징글징글 하게 오래 살 거다.”

그는 내 말을 믿고 따랐다. 그리고 살았다.

그가 말했다.

“저는 100살까지 건강수명을 유지할 노하우를 가지고 있어요.”

COPD는 약을 먹어도 폐나 기관지에 도달하지 않는다.

암 치료보다 어렵다.

세계 의약계가 하는 유일한 처방은 코에 약을 뿌리는 것이다.

급하면 스테로이드를 쓰고…….

그러나, 걱정할 것 없다.

신장과 위장기능을 살리는 숭늉과 피토테라피를 마시고 림프절 연고를 목과 폐유, 고황에 발라 폐와 기관지를 살리면 COPD에서 해방된다.

비염, 천식, 폐결핵, 폐암도 마찬가지다.

14

간경화를 무시하다

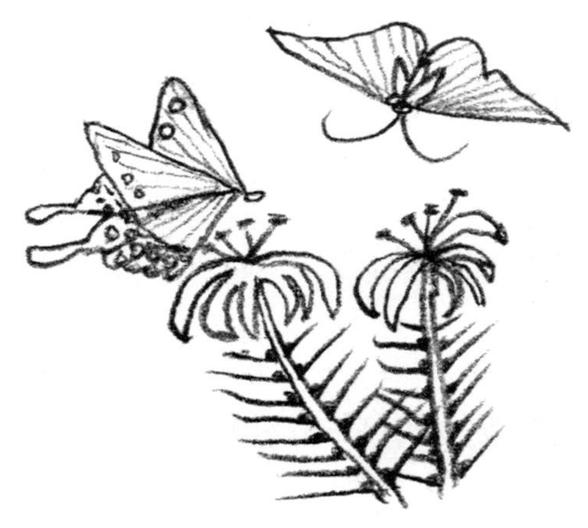

부인이 병원에서 간염, 간경화 치료를 권고받은 지 10년이 넘었다.

그는 거절했다.

"더 살기 싫어요. 그냥 살다 죽겠어요."

그는 일부러 죽기도 싫지만 악을 쓰면서 살기도 싫었다.

20년 전, 부인의 집에 불이 났다.

부인의 나이 40살 때였다.

남편과 세 아이가 화재로 죽었다. 두 아이만 살았다.

남편은 기업을 경영했다. 그가 죽자 얼마 안 돼 부도가 났다.

부인은 신림동 시장에서 식당을 했다.

작은 가판대에서 장사를 했는데 상당한 돈이 벌렸다.

큰 기업보다 실속이 있었다.

종로의 빌딩주인이 빌딩 앞에서 난초 가판을 하는 게 이해됐다.

돈이 벌리는 대로 말죽거리에 땅을 샀다.

그동안 자기가 간경화 환자라는 사실을 까맣게 잊고 지냈다.

5년쯤 지나자 딸의 결혼 이야기가 있었다.

문제가 생겼다.

신부 어머니가 과부인 것까지는 좋은 데 길거리에서 장사를 하는 게 걸림돌이 되었다.

부인은 장사를 걷어 치웠다.

딸이 결혼을 해 집을 떠났다. 아들은 미국으로 갔다.

부인은 시름시름 아팠다.

다시 식당을 하자 혈뇨가 나왔다.

하루종일 서서 일하니 신장에 무리가 왔다.

죽지 않으려면 장사를 그만 두어야 했다.

10년 전, 나이 40대에는 고운 얼굴이 장사에 도움이 됐지만 50대에 신장이 나빠 부어있는 얼굴은 장사에 방해가 되었다.

부인은 '간경화가 심하고 신장기능이 30%가 안된다.'는 병원 진단을 가지고 나에게 왔다.

"병원 치료는 안 한다고 했어요. 남편이 7년간 간경화 치료를 받으며 고통스럽게 살다 화재로 죽었지요. 나는 안 아프고 죽는 게 희망이에요."

먼저 부인의 혈뇨를 잡고 신장기능을 바로 잡는 처방을 했다.

신장기능이 좋아지자 간의 통증이 줄어 들었다.

"이제는 살만해요. 그냥 죽어도 여한이 없는데 더 살려는 팔자인가 봐요.

그동안 말죽거리에 사논 땅이 많이 올랐어요.

아이들에게 말을 안 했어요.

남편이 돈 욕심 때문에 고생하는 걸 봤지요.

돈이 많이 생기면 사람이 돌지요.

노숙자 돕는 단체에 다 기증하려고 해요.

빈손에 죽을 준비를 하니 몸이 가벼워졌어요.”

15

폐기종과 심한 기침

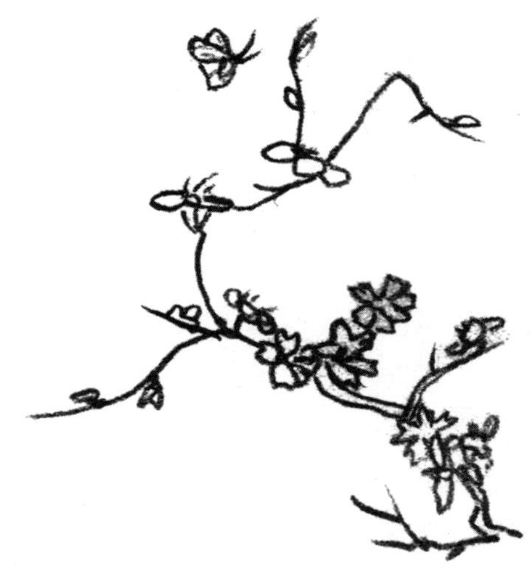

지난날, 충청 지방에 광산들이 많이 있었다.

탄가루를 마셔 폐에 문제가 있는 광부들이 무수히 나왔다.

구봉광산, 성주탄광에 근무하는 광부들은 가까운 공주의료원에 갔다.

그들은 폐기종이나 심한 기침 등의 증상이 있었다.

병원에서 별 차도가 없자 다들 민간요법을 찾았다.

숨이 몹시 찬 사람은 부추뿌리로 즙을 내 수시로 마셨다.

폐기종은 병원도 어쩔 수 없는데 이 증상으로 숨쉬기 어려운 사람은 부추뿌리즙과 병원약을 조합해 완화시켰다.

감이 체질에 맞는 사람, 감을 아무리 먹어도 변비 증세가 없는 사람은 1년 내내 감을 먹었다.

감이 없는 계절에는 감 대용으로 곶감을 썼다.

몇 년간 장복하면 숨찬 게 줄어들었다.

은행 열매를 통째로 항아리에 담아 즙을 냈다.

중의 처방집에 실린 황정계격탕도 도움이 됐다.

건비, 익폐, 양음, 지해, 비허흉협, 창만, 폐기종에 좋다고 했다.

처방내용은 황정12, 사삼, 단삼, 복령, 패모, 울금, 백합, 조금9,
사인3, 이 약제들은 끓여 3개월 정도 먹으면 차도가 있었다.

양허에는 부자 육계를, 음허에는 옥죽 맥문동을 가미했다.
 남기정천탕이나 온양화음방도 도움이 되었다.
온양화음방은 온폐화음, 제담, 거습, 양허형, 폐기종에 쓰는 처방
이다.
부자, 죽여, 정력자, 오가피, 복령, 백출, 각9, 세신3(진), 호로,
미인근(벼뿌리) 18, 만형자12, 이 약초들을 달여 설탕이나 엿을
넣어 세 번에 나눠 마신다.

규폐증은 완치가 어렵지만, 위에 열거한 부추 뿌리즙, 감, 은행을
오래오래 복용하면 보다 튼튼한 폐가 될 수 있다.
기관지 천식 환자도 도움이 되는 정보다.

16

건강수명의 기본, 소식과 친절

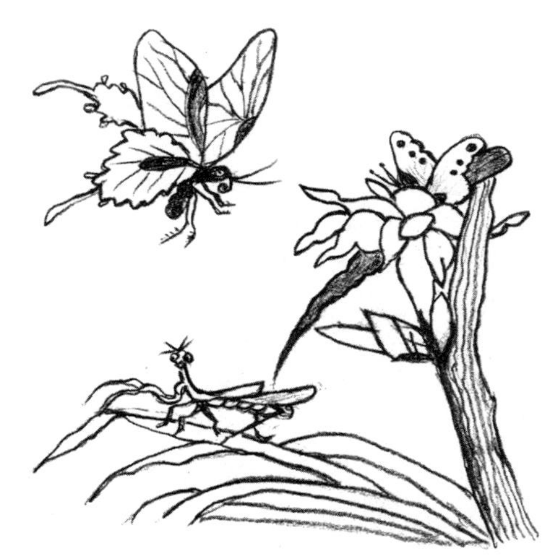

통계청이 발표한 2016년, 한국인의 기대수명은 82.36세, 건강수
명은 64.9세였다.

한국인이 장수는 하지만 실제로는 17년 넘도록 병상에 누워 있다
가 죽는 것이다.
병상에 누워 17년을 고생하다 죽다니…
축복이 아닌 저주다.

WHO 자료에 의하면
건강 결정 요인은 유전 5%, 의료 10%, 사회 조건 55%, 건강 습관
30%이라고 했다.
결국 사회 조건과 습관이 유전이나 의료보다 건강수명에 더 중요
하다.

인간은 500만 년 전, 침팬지와 갈려 나와 인간의 길로 진화했다.
엄청난 문명과 문화를 만들었다.
그런데 건강수명을 보면 인간이나 침팬지나 별 차이가 없다.
침팬지의 수명은 건강수명이다.
죽기 직전까지 나무도 잘 타고 제 손으로 일해 음식을 먹는다.

새끼나 누구의 신세도 안 진다. 병원 신세도 없다.

침팬지의 건강수명은 60세로 기대수명과 같다.

인간이 무수히 많은 약을 만들고 건강법을 연구해봤자 500만 년 전 침팬지나 다를 바 없다.

문명이나 문화는 건강하게 즐겁게 오래 살려고 만들었는데 이게 뭔 짓인가?

최장수 국가인 일본인의 건강수명이 제일 길다. 그들은 담배를 세계에서 제일 많이 피는데 오래 건강하게 살다니…

일본인들은 대부분 소식을 한다.

고양이가 밥 먹듯 천천히 깨작깨작 약간 재수 없게 먹는다.

우리는 밥을 퍽퍽 먹어야 복이 생긴다고 하는데 복은커녕 질병만 생긴다.

천천히 먹으면 적게 먹어도 포만감을 느낀다.

일본인들은 철저히 타인에게 기분 나쁜 말을 하지 않는다.

타인에게 나쁜 태도를 보이면 그 나쁜 감정이 그대로 나에게 되돌아온다.

뉴턴의 제3법칙은 자연계에만 존재하는 게 아니다.

자연의 일부인 인간에게 똑같이 적용된다.

상대를 불쾌하게 하면 내 몸에도 같은 크기의 독소가 생긴다.

일본인은 대체로 남에게 예의 바르고 친절하다.

형식이 내용을 지배한다. 속으로 뭔 맘을 먹건 겉으로라도 남에게
친절하면 내 건강에 유익하다.

'적게 먹기와 친절한 마음'

건강수명을 길게 하는 비결이다.

과식과 갑질.

수명을 단축하며 병실에 누워 인간의 품위를 잃고 고생하다 죽는
지름길이다.

17

마른 귓병과 북어

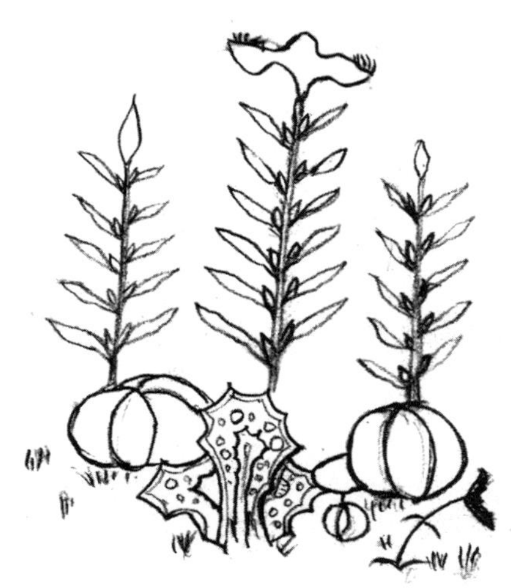

그는 6 · 25전쟁 피난통에 귀가 무척 아팠다.

귀에 아무런 염증이나 농이 없는데 아팠다.

강원도 산골에 약이 있을 리 없었다.

동네 할머니가 찡그린 그를 보고 물었다.

"왜 그러니?"

"귀가 아파서요."

할머니는 그의 귀를 들여다 보더니 딱 잘라 말했다.

"마른 귓병이네."

할머니는 며느리에게 시켰다.

"북어를 주전자에 넣고 끓여라."

주전자 구멍에서 김이 나오자 할머니는 그에게 귀를 김에 쐬라고 했다. 10여 분 간 김을 쐬자 통증이 조금씩 가라 앉더니 사라졌다.

할머니는 그가 다 낫다고 하자 주전자에 있는 북엇국을 먹으라고 했다.

그가 싫다고 하자 할머니는 그 국을 며느리와 같이 먹었다.

50~60년 대 강원도 산골에서는 술에 몸을 상해 음식을 못 먹는

사람들은 이런 북엇국을 먹고 몸을 살렸다.

70년대, 농약으로 몸을 상한 사람들도 북엇국을 먹었다.

도시에서는 연탄가스 중독 환자가 많았다.

북엇국이나 동치미 국물로 해독했다.

그런데 이런 비방은 2000년 대에도 계속됐다.

50년이 지났다.

그는 다시 '마른 귓병'이 생겼다.

주전자에 북엇국을 끓이면서 그 김을 귀에 쐬었다.

아무리 여러 번, 여러 시간을 했으나 효과가 없었다.

'마른 귓병'이나 '술병'이나 '간질환'이나 동해 바다에서 잡은 명태로 만든 북어만 약효가 있다.

러시아 산 명태로 만든 북어는 효과가 없다.

'초오'나 '부자'는 독성이 강한 약초다.

초오는 우리나라 산에서 자라고 부자는 중국의 산에서 자란다.

이 약초들은 몸을 뜨겁게 하는 명약이지만 독성이 강해 잘 못 먹으면 목숨을 잃는다.

예전, 사형수에게 내리는 사약의 주성분이 초오와 부자를 달인 탕약이었다. 초오와 부자의 해독제가 북어탕이다.

북어탕에 초오와 부자를 넣으면 부작용이 줄어든다.

연탄가스 중독, 알코올 중독, 식중독, 약물 중독, 북어가 최고의
해독제다.

조선 숙종 때, 좌의정 민정중이 말했다.
'앞으로 300년 후에는 명태가 이 나라 최고의 보물이 될 것이다.”
그의 예언은 들어 맞았다.
나라 전체가 미세먼지, 초미세먼지로 아우슈비츠 수용소 독가스
실이 되었다. 북어로 해독하자.

독소가 몸에 누적되면 혈액이 탁해진다.
간, 폐, 신장이 나빠진다.
탁한 혈액은 신장이 잘 걸러 깨끗한 피로 만들어야 한다.
깨끗한 피가 간으로 가야 간기능이 회복된다.

그런데 우리 동해안에는 이 해독제의 원료인 명태가 잡히지 않는다.

18

뚱뚱한 사람을 위한 변론

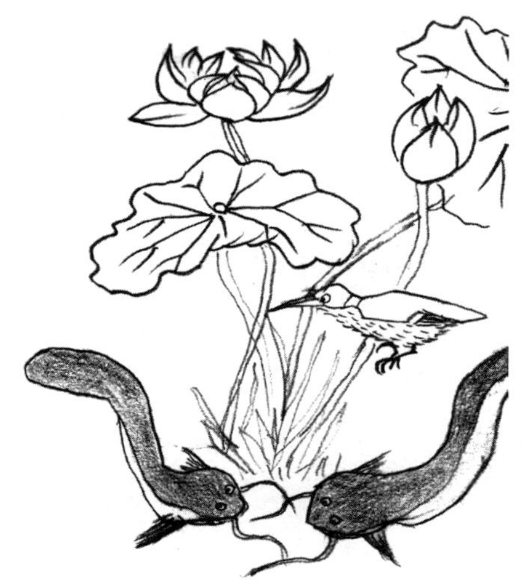

물만 먹어도 살이 찐다고?
뚱뚱한 여자들의 대표적인 헛소리일까?

해방 전후 세대, 6 · 25전쟁 전후 세대, 국민소득이 50달러도 안
된 60년대 태어난 사람들이 이런 말을 잘한다.

영국의 교수가 주장한 '바커의 가설'이 있다.
먹을 게 부족한 엄마가 임신하면 뱃속에 있는 태아는 생각한다.
"앞으로 세상에 나가면 먹을 게 부족하겠구나."
그는 궁핍한 환경에 대비해 되도록 칼로리를 지방으로 저장하는
체질이 된다.
이 아이가 세상에 나왔을 때, 음식이 풍부한 환경이 되어도 그는
섭취한 칼로리를 과잉 저장해 당뇨나 심혈관계 질환으로 고생한다.

2차 세계대전 때, 네덜란드는 독일의 식량 통제로 엄청난 굶주림
을 겪었다. 식량 부족이 심할 때는 배급된 양이 하루 400~800칼
로리였다.
컵라면 한 개는 대략 500칼로리이다.
하루에 컵라면 한 개 꼴로 산 셈이다.

그들은 이렇게 먹고도 일 하고 전쟁하고 애를 만들었다.

전쟁이 끝난 후 네덜란드 대학 교수가 이때 태어난 아기들을 조사
했다.
그는 '네덜란드 기근 출생 코호트 연구'를 발표했다.
당시 태어난 여성들은 성인이 되자 저밀도지질 단백질 농도가 높
고 비만이 많았다.
이들은 일반 여성보다 사망률이 두 배 높았다.
심혈관질환 사망률은 네 배, 유방암 사망률은 여덟 배 높았다.

물만 먹어도 살찐다고 여기는 여성들이여!
당신 생각은 옳지만 남보다 적게 먹고 많이 움직여야 할 필요성은
알겠지?
생계가 어려웠던 시절.
생존이 어려웠던 시절.
생계와 생존이 어려웠던 시절에 태어난 사람들은 '바커의 가설'을
가슴에 새기고 음식을 대하자.

50대 작가가 자기 이야기라고 했다.
엄마가 날마다 말했다.
"너를 임신시키고 네 아버지는 늦게 군대에 갔어. 먹을 게 없었

어. 유산이 됐으면 했지.

간장도 먹고 지치(자초)도 먹었어. 낙태약을 여러 가지 먹었지.

여전히 살아 있더라. 미음이나 죽을 먹으면서 간신히 버텼지.

7개월이 되자 네가 세상에 나왔어. 황달이 심해 곧 죽을 줄 알았

지.”

죽지 않고 산 칠삭둥이는 음식을 조금만 먹어도 살이 쪘다.

19

녹내장과 실명 A

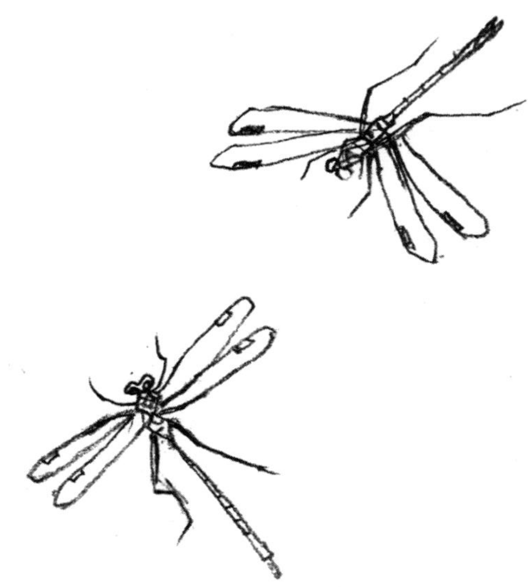

여인은 실명이 될까 봐 엄청 떨었다.

부귀와 영화를 아무리 거머쥐었어도 맹인이 된다면 왕관 쓰고 등산하는 것과 같다.

부인은 전세계 유명한 안과 전문의를 거의 다 만났다.

진단과 치료방법은 똑 같았다.

'스테로이드 안약을 쓰다가 실명이 되면 어쩔 수 없다.'가 공통된 처방이었다.

한의학에도 손을 벌렸다.

중국, 대만의 명의도 거의 다 만났다.

중국 궁중비방으로 유명한 싱가포르 의사도 만났다.

국내의 한의학 대가들도 다 찾아 보았다.

5년간 부인은 유명한 전세계 의료진을 다 순례했다.

그 사이에 부인의 눈은 실명을 향해 한발 한발 다가섰다.

20

녹내장과 실명 B

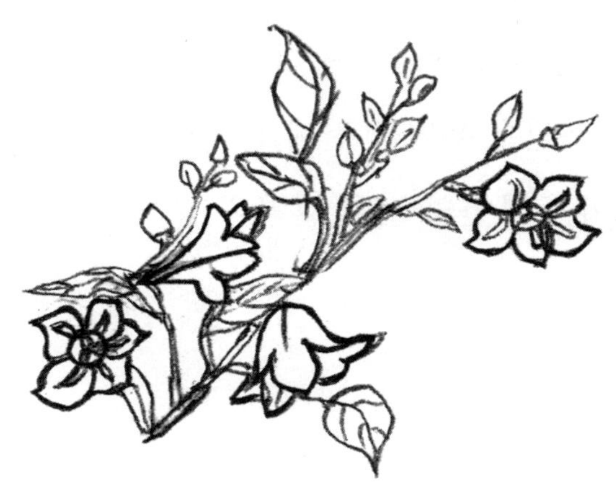

인간은 기계가 아니다.

자동차 헤드라이트가 망가지면 새 전조등으로 바꾸면 된다.

전조등은 자동차 전체 기능과 별개다. 타이어가 닳았다고 전조등이 영향을 받지 않는다. 엔진이 나쁘다고 전조등이 나빠지지 않는다. 엔진은 엔진이고 전조등은 전조등이다.

그러나 인체는 다르다.

당뇨가 심해도 실명이 오고 충격을 많이 받아도 실명이 온다.

당뇨는 결과적으로 건강하지 못한 혈액이 원인이다.

충격은 간과 장을 손상시키고 몸에 독소를 거르지 못해 신장기능을 파괴한다. 눈은 간의 창이다. 간 기능이 떨어지면 시력기능이 즉시 영향을 받는다. 우리는 암담한 상황이 닥치면 눈앞이 뿌옇게 흐리는 현상을 간혹 경험한다.

세상살이는 암담한 상황의 연속이다. 비바람이 몰아치고 어둠이 다가온다. 어둠 속에서 인내력을 기르며 한 가닥 빛을 찾는 게 삶이다.

신장 기능을 살리면 간 기능이 살아난다.

간 기능이 살아나면 눈 기능이 살아난다.

눈에 이상이 오면 전신기능을 살피는 지혜가 필요하다.

21

녹내장과 실명 C

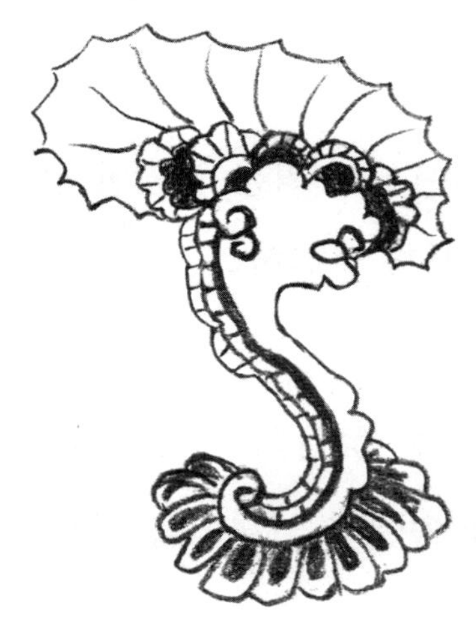

남사당패들이 하는 상모 돌리기는 몸의 기운을 돌리는 기 운동이
다.
춤은커녕 제대로 걷지도 못하던 남사당패 노인이 상모돌리기 춤
을 추자 혈색이 좋아지면서 기운이 생기는 것을 자주 보았다.
우리 전통춤은 건강과 기쁨을 주는 우수한 놀이 문화다.

상모 돌리기 10분, 출장식 호흡 5분, 이것을 3회 한다.
그러면 눈이 밝아지는 것을 느낄 수 있다.
하루 3차례면 충분하다.
차로는 고위까람과 결명자를 쓴다. 고위까람은 예전에 논두렁에
잡초처럼 많이 자생하던 것으로 구황식물로도 쓰였다.

눈이 잘 안 보이는 60대 부인은 출장식 호흡, 상모돌리기 목 운동
을 하고 발끝치기를 10분씩 곁들였다.
부인은 날마다, 달마다 눈이 조금씩 조금씩 좋아졌다.

6개월이 지나자 시력표가 한 단계 더 보였다.
그런데 전혀 기대하지 않은 일이 일어났다.
부인은 기억력이 살아났다.

기억력이 엉켜 가물가물해지며 치매 걱정을 하던 상황이 반전되었다.

그는 항상 경추가 아팠다.
의사가 수술을 하라는 말을 수없이 했다.
그런데 이게 사라졌다.
어깨 통증도 없어졌다.
녹내장과 같이 찾아온 어깨통증도 난치병에 속했는데…
비염도 완화됐다.
일석이조가 아니라 일석 10조였다.
호흡, 목 운동과 발끝치기가 불치병이나 난치병으로 여기던 녹내장, 건망증, 목 디스크, 어깨통증, 비염 따위를 날려 버렸다.
콜럼버스의 달걀이다.

알면 쉽다.
진리는 항상 단순하고 가까운 곳에 있다.
하나 더 필요한 게 있다.
그릿(GRIT)은 성장(Growth), 회복탄력성(Resilience), 내적 동기(Intrinsic Motivation), 끈기(Tenacity)의 머리글자를 딴 말인데 우리는 마음의 근력으로 풀이한다.
그릿은 성공이나 성취에 필요한 열정과 근성을 말한다.

책 '그릿'을 쓴 더크워스 교수는 '그릿'을 한계 상황에 직면했을 때 한 걸음, 두 걸음 버텨내는 인내력이라고 했다.
어려움에 직면했을 때 한 걸음, 한 걸음 어려움을 극복하는 인내력. 이런 마음 자세가 불치병과 싸우는 환자에게 필요하다.

아주 넉넉한 집의 마님은 자존심이 강했다.
돈이 넘치는 남자들은 유명한 여자들에게 돈을 펑펑 쓴다.
파출부 인건비는 깎아도 유명 여인에게는 통 크게 돈을 쓴다.
부인은 이런 남편을 죽이고 싶지만, 울화가 속으로 스며들어 여러 가지 병의 백화점이 되었다.

22

기관지가 휜 스님 A

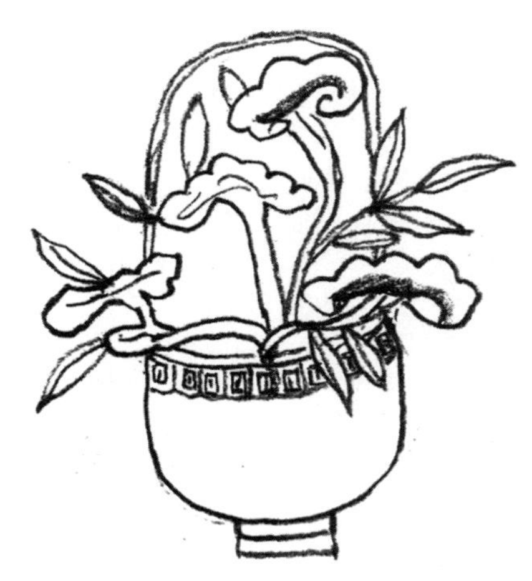

스님이 왔다.

얼굴은 낯설지만 이름을 들으니 잘 알 수 있는 유명한 분이었다.

그는 참선수행으로 높은 경지에 오른 선승이었다.

스님은 선천적으로 기관지가 시원찮아 '오는 감기', '가는 감기'에 수시로 걸렸고 비염이 있어 참선수행에 어려움이 있었다.

스님은 독경을 할 때마다 코 먹은 소리가 나 불편했다.

오랜 고행과 장시간의 결가부좌로 요통, 무릎 관절에 통증이 와 걷는 데 애를 먹었다.

병원에서는 '신장이 약하고 기관지가 휘었다'고 했다.

신장이 약하니 허리, 무릎이 아프고 기관지가 휘어 있으니 기관지 염증, 비염이 있고 감기에 잘 걸렸다.

특히 기관지 천식이 그를 괴롭혔다.

기관지 천식은 알면서도 죽는 병이다.

중국의 명의 화타선생의 형님도 이 질환이 있지만 동생이 말했다.

"형, 그 병은 알면서도 죽는 병이야. 고칠 수 없어.

평소에 몸 관리 잘하라는 하늘의 뜻으로 알고 살아."

병원에서는 "스님! 환갑 연세에 기관지가 휘어 있다고 큰일 날 것
도 아니니 그냥 참고 지내세요." 했다.
그런데 스님 듣기에는 '이제 살 만큼 살았으니 대충대충 살다가
죽으세요.'라는 말로 들렸다.

그는 휘어진 기관지 때문에 연신 기침을 하고 코가 막히고 냄새를
잘 맡지 못하면서 살 생각을 하니 마음이 심란했다.
더구나 기관지 천식이 불쑥 찾아오는 것은 공포였다.
몇 분만 숨이 막히면 죽는 게 아닌가…

23

기관지가 휜 스님 B

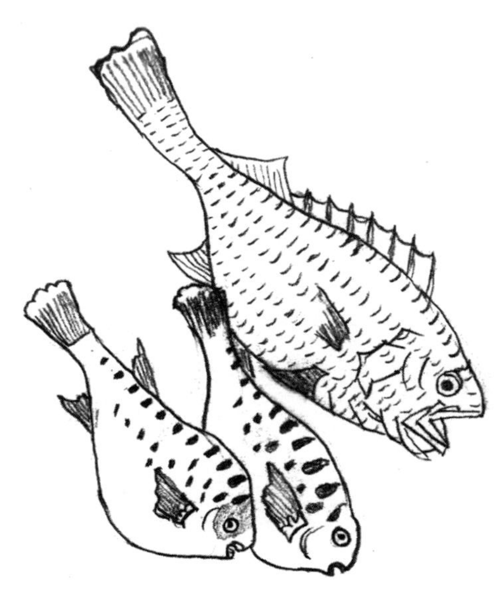

그는 중풍으로 쓰러진 적이 있었다.

좌반신 불수였다.

왼쪽 팔과 다리가 불편하고 머리가 깨질 듯 아팠다.

혀가 굳어져 반벙어리가 되었다.

그는 엄청난 노력으로 이 난관을 극복했다.

사람이 유명해지거나 인기인이 되면 자칫 위험한 상황이 온다.

기가 위로 뜨면 기순환 장애가 생긴다.

중국 유명 사찰에는 무림 고수들이 많았다.

이들은 매스컴의 각광을 받아 바쁘게 되면서 몸을 살피지 않고 활
약하다가 60세도 안 돼 중풍으로 쓰러지는 경우가 적지 않았다.

인기가 커지면 같은 크기의 불운이나 괴로움이 따라온다.

중풍을 이겨낸 스님의 치료법이 독특했다.

처음에는 중풍 전문 병원에 입원해 두 달간 치료를 받았다.

변화가 없었다. 그대로였다.

병원에서 뇌 수술을 권유했지만 한마디로 거절했다.

한방병원에 입원했다.

침, 뜸, 한약…

여러 가지 치료를 했다.

석 달이 지나도 호전될 기미가 없었다.

수도자가 중풍 환자가 되는 것은 죽는 것보다 못한 치욕이다.

스님은 절로 돌아왔다.

아무도 만나지 않았다.

세상과 단절했다.

먼저 절식 수행을 했다.

이 수행은 예로부터 불가에서 해온 식이요법이다.

불교 경전 '백유경'은 백 가지 질병을 치료하는 책이다.

'백유경'에는 '그윽한 산해진미 군침을 삼키지만 조절해 먹지 않으면 도리어 화를 부른다. 학들이 장수하는 것은 소식이 원인이니 그대 양을 알면 수명을 보존한다.'고 했다.

음식을 잔뜩 먹고 숨을 헐떡이며 설법을 구하러 온 사람에게 석가모니가 일러준 처방이다.

스님은 하루 식사량으로 누룽지밥(율무+수수+진창미) 한 그릇, 묵은 간장, 약간 익힌 채소 한 접시, 숭늉 두 그릇으로 제한했다.

석 달이 지나자 85kg이던 체중이 48kg이 되었다.

60세 나이에 키가 165cm인 스님에게 85kg은 너무 많고 48kg은 너무 적다.

그런데 몸의 변화가 생겼다.
그동안 깨질 듯 아프던 두통이 사라졌다.
왼쪽 팔다리에 힘이 생겨 정상적인 걸음걸이가 되었다.
어눌한 말투가 혀가 풀리더니 제대로 말을 할 수 있었다.

중풍증세가 밀려가자 기관지 쪽에서 말썽이 밀려왔다.
젊을 때부터 속 썩이던 비염, 기관지염, 요통, 무릎 관절염이 다시 도졌다. 특히 기관지 천식이 그를 심하게 괴롭혔다.
나는 스님에게 백범 선생 이야기를 하며 휜 기관지에 대한 걱정을 덜게 했다.

24

기관지가 휜 스님 C

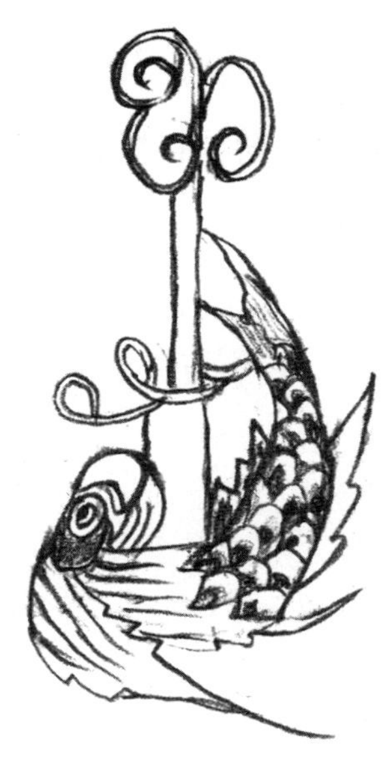

"백범 김구 선생은 심장에 총알이 박힌 채 70대에도 건강하게 살
았지요.
60대 초반의 스님이 기관지가 좀 휘어 있다고 사는 데 뭔 지장이
있겠소."

김구 선생은 62세인 1938년 5월, 중국 장사 시에서 조선혁명단원
인 이운환에게 저격을 받아 총알이 심장에 박힌 채 1949년 안두
희에게 암살당할 때까지 11년간 정정하게 살았다.

스님은 백범 선생 이야기로 자신감을 가졌다.
그는 다시 예전의 식이요법을 하면서 누룽지밥과 채소, 숭늉의 양
을 늘렸다.
이번에는 먹고 싶으면 마음대로 먹었다.
그는 출장식 호흡을 하면서 걸었다.
부추뿌리로 즙을 내 수시로 먹었다.

그는 감을 좋아했다.
남들은 감을 먹으면 변비로 고생하는데 스님은 속이 편해지고 설
사가 멎었다.

1년 내내 감을 먹었다. 감이 없으면 곶감을 먹었다.

나는 그에게 공진단 추출액을 수시로 쓰도록 했다.

코, 편도선, 목 360도에 바르고 등 쪽에는 고황혈과 폐유혈에 하
루 최소한 3차례 이상 바르게 했다.

오령산에 산사, 우슬, 모과, 질경이, 쇠비름을 가미했다.

스님의 암자 근처에는 쇠비름과 질경이가 많았다.

뜯어도 뜯어도 계속 자랐다.

그는 쇠비름을 잔뜩 뜯어 삶아 말렸다.

질경이는 잎, 줄기, 뿌리를 함께 캐 삶아 말렸다.

스님이 아니라 나물 채취꾼이 되었다.

이제 스님의 휜 기관지는 아무 말썽이 없었다.

쇠비름과 질경이 처방으로 스님의 신장기능이 좋아지자 허리와
무릎은 이상이 없었다.

부추뿌리, 감, 질경이, 쇠비름.

스님의 폐와 신장을 살린 명약이다.

25

한 달 남은 인생

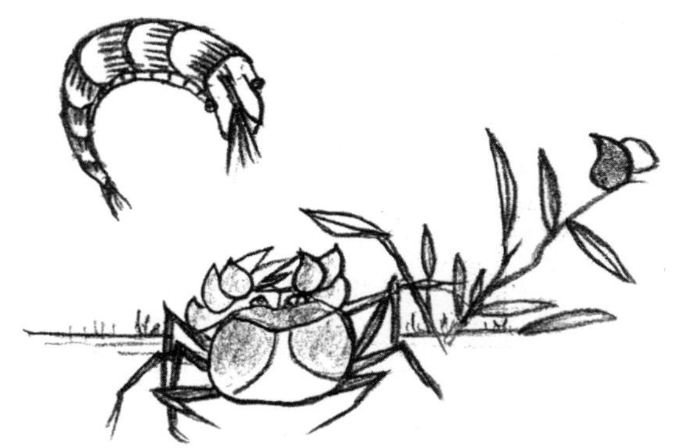

50대 청년이 왔다.

상당히 건장한 편이었다.

얼굴에 구안와사가 와서 왼쪽 눈이 잘 움직이지 않고 입이 약간 삐뚤어져 있었다.

구안와사는 3년 전에 왔다.

그는 그 병에 관심이 없었다.

치료할 생각도 없었다.

이번 달이 그가 죽기로 한 달인데 그까짓 구안와사쯤이 뭔 문제인가?

6개월 전, 그는 갑자기 배가 부어 올랐다.

병원에 갔다.

간암 말기로 전신에 번졌다.

6개월쯤 산다고 했다.

수술은 할 수 없고 항암치료와 방사선치료를 하라고 했다.

그는 병원을 나와 강원도 산으로 갔다.

두 달이 지나자 복수가 시나브로 없어졌다.

병원 이뇨제를 전혀 안 먹었는데…

그의 삼촌이 캐나다에 살고 있었다.

10년 전, 그는 간 이식 수술 대기자 명단에 있었는데 내가 1년간 처방을 하자 간 이식을 할 필요가 없게 되었다.

10년이 지났다. 70대의 삼촌은 건강하게 지내고 있었다. 그 삼촌의 권유로 청년이 왔다.

그의 사연을 들었다.

전신암으로 복수가 찬 사람이 이뇨제 없이 자연요법으로 저절로 난 경우는 드물다.

나는 그의 삼촌이 병 치료한 과정을 설명했다.

그는 죽기보다 사는 쪽으로 관점을 바꿨다.

그의 삼촌처럼 "살아내기"를 하기로 했다.

26

간경화와 난소암 30년

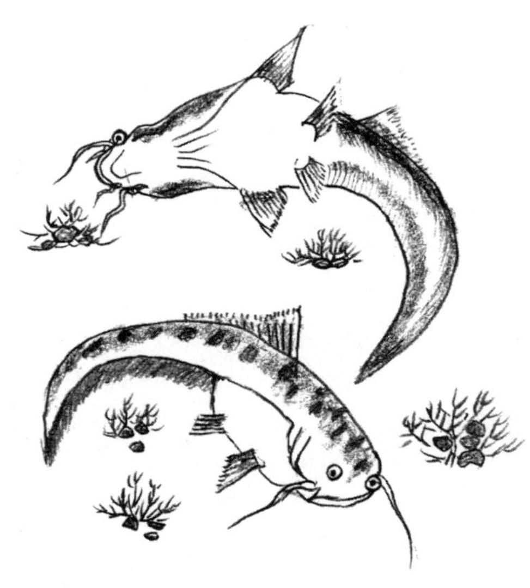

수행자의 최종 목표는 해탈이다.

풀 해(解), 벗어날 탈(脫).

뭘 풀고 뭘 벗어 나는가?

세상 사는 이치를 풀어내 고통에서 벗어나는 게 해탈이다.

고통 없이 즐겁게 살겠다는 말로 들린다.

우리는 밀폐된 공간에서 살고 있다.

한구석에 독사가 똬리를 틀고 있다.

마치 새끼줄을 감아 놓은 것 같다.

독사가 언제 대들지 모른다.

잠을 자거나 밥을 먹거나 일을 하거나 언제 그 독사가 물지 공포 속에서 세상을 보낸다.

죽을 때쯤 그는 독사에 가까이 간다.

어차피 죽을 목숨이다.

뱀이 물어도 죽고 안 물어도 죽는다.

그가 가까이 다가가 뱀을 봤다.

그런데…

뱀은 뱀이 아니라 썩은 새끼줄이었다.

우리는 세상을, 불치병을 다 무서운 독사로 여기며 살아간다.

왜 겁날까?

물려 죽을까 봐 겁난다.

간경화나 난소암이 썩은 새끼줄로 보일 때, 죽음의 공포에서 벗어
났을 때 그들은 해탈한 것이다.

당신은 해탈했는지?

해탈할 마음이 있는지?

아들은 간경화, 엄마는 난소암.

엄마와 아들이 불치병에 걸린 지 30년이 지났다.

아들이 말했다.

"공연히 겁 먹고 떨면서 살았지요."

"모친은 전혀 내색을 안 했지요. 죽음을 미리 받아온 사람처럼 살
았어요."

아들은 간경화를 엄마에게 비밀로 했다.

엄마는 난소암을 아들에게 비밀로 했다.

엄마는 아버지의 연금으로 살아간다.

그들 가정의 유일한 수입이다.

자기가 죽으면 연금이 끝난다.

지체장애가 있는 아들이 오래 살려면 자신이 오래 살아야 한다.

엄마는 죽음은 생각하지 않고 오로지 삶만 생각했다.

30년의 세월이 이렇게 흘러갔다.

27

지독한 변비

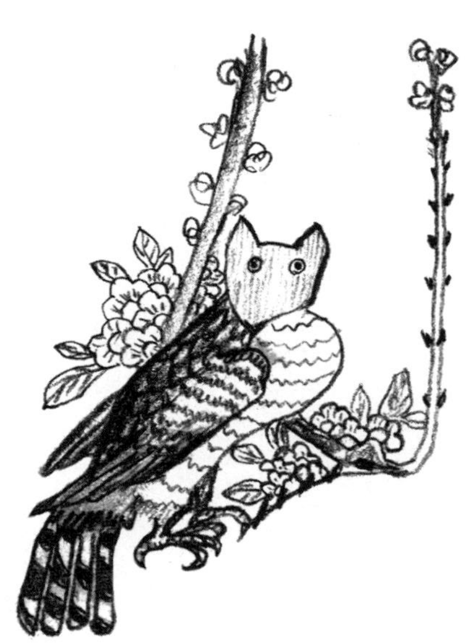

그는 10여 년간 고혈압, 당뇨, 가래, 두통, 기관지 천식, 대장궤양
으로 날마다 한주먹씩 약을 먹었다.

5년 전부터 지독한 변비가 왔다. 변비에 좋다는 건강 발효 식품이
나 율무 같은 곡물을 아무리 먹어도 소용없었다.
병원처방 약도 도움이 안 됐다.
피마자 기름을 먹어도 나오라는 변은 안 나오고 배만 아팠다.
대황이 들어간 한약을 먹으면 설사가 심해 탈진이 됐다.
약을 안 먹으면 도로 원상태로 돌아갔다.
파두가 들어간 한약을 먹으면 하루종일 설사를 하다가 약을 안 먹
으면 다시 변비가 됐다.
이제는 고혈압, 당뇨, 천식 따위는 큰 문제가 아니었다.

전문가들이 말했다.
"항생제는 우리 몸의 나쁜 세균뿐만 아니라 대장의 유익한 세균
도 죽이지요. 대장 미생물의 기본 양이 부족하면 변비나 설사가
심합니다."
"대장에 유익한 미생물을 파는 곳은 없나요?"
그의 물음에 전문가는 개나 소나 다 아는 이야기를 했다.
아무리 변비에 좋다는 음식이나 병원약, 한약이 다 '개밥의 도토

리'였다. 막스 거슨의 커피 관장을 해도 소용없었다.

일주일만 대변을 못 보면 배만 아픈 게 아니라 온몸이 아팠다.

그의 아내가 3일마다 기구를 써 그의 항문을 파 돌덩이 같은 변을

꺼냈다. 그나 그의 아내나 다 힘든 작업이었다.

그가 나에게 처방을 구했다.

"이건 약을 먹어서 해결이 안 돼요."

나는 그에게 비방을 알려줬다.

며칠 후 그는 한우 갈비세트를 들고 찾아왔다.

"선생님이 저를 살리셨습니다."

내가 제시한 비방을 소개한다.

"변비에는 '엉덩이 춤'이 제일입니다."

"엉덩이 춤이라니…"

"대장과 신장운동을 하면 변비는 저절로 사라집니다."

"먼저 이불 위에 누워 양쪽 무릎을 'ㄱ'자가 되도록 똑바로 세우세

요. 팔은 쭉펴서 머리 위에 놓으세요. 가슴을 펴세요.

다음이 중요하니 잘 들으세요. 숨을 들이쉬면서 엉덩이를 가급적

위로 올리세요. 숨을 내쉬며 힘을 빼고 엉덩이를 툭! 이불에 떨어

뜨리세요."

엉덩이가 이불에 떨어지는 순간 신장인 엉치뼈와 대장이 철썩 자

극을 받는다. 이런 동작을 취침 전 100회 하면 다음 날 대변이 구

렁이처럼 길게 굵게 나온다.

그는 저녁에 100번이 아니라 500번의 '엉덩이 춤'을 추었다.

목숨이 오락가락하는 악성 변비라 남보다 5배를 했다.

허리가 아파 쩔쩔매다가 잠이 들었다.

다음 날 새벽, 온몸이 아파 눈을 떴다. 배가 제일 아파 화장실로 달려갔다. 변기에 앉자마자 대변이 길게 나왔다.

그는 부인에게 '성공!'하고 소리를 질렀다. 부부를 괴롭히고 그의 생명을 위협하던 변비가 '엉덩이 춤'으로 해결된 것이다.

사흘간 계속했는데 새벽에는 틀림없이 금색의 굵은 변이 나왔다.

열흘이 가도 한 달이 가도 결과는 같았다.

'엉덩이 춤'을 100번만 해도 결과는 같았다.

그는 '엉덩이 춤' 100번으로 시작해 양쪽 '발바닥 때리기' 각각 100번으로 운동을 마감했다.

그는 모든 약을 끊었다.

식이요법으로 화타식 누룽지밥과 숭늉을 주로 먹었다. 운동으로는 거의 '엉덩이 춤'과 '발바닥 때리기'만 했다.

20년이 지났다. 70대인 그는 50대처럼 건강하다.

그가 건강하니 그의 부인도 따라서 건강하다.

28

80대에도 근육운동을
해야 한다

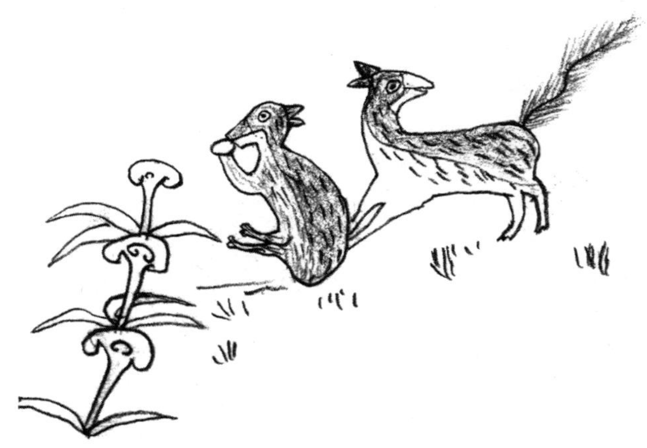

사노라면 '뜨거운 안녕'을 하겠지…

광화문 식당에서 가수 '쟈니 리'를 만났다.

작곡을 많이 한 전설의 사나이, 기타의 명인인 60대 청년이 그를 '형님!'이라고 부르며 모셨다.

금년 83세. 일찍이 고아가 돼 공부할 기회를 놓쳤다. 가수가 됐다.

노래 '뜨거운 안녕'이 떴다.

문희, 윤정희, 남정임같은 당대 최고 미녀들과 영화를 같이 찍었다.

당시에는 노래가 뜨면 영화를 만들었다.

제일 이쁘다는 배우와 같이 출연을 했다.

그 배우는 얼굴만 이뻤다. 목소리는 딱따구리였다.

그 배우와 가까이에서 말하는 게 힘들었다.

예쁜 입에서는 악취가 났다.

그 여자는 하루 담배를 서너 갑 피웠다.

'그와 사는 남자는 어떻게 견딜까? 키스는 안 하고 섹스만 하나?' 고 생각했다.

영화 '바람과 함께 사라지다' 에서 비비안 리는 클라크 게이블과 키스하는 걸 끔찍해 했다.

알콜 마니아인 게이블의 입에서는 썩은 냄새가 뿜어져 나왔다.

1966년, 그는 길옥윤이 작곡한 노래 '사노라면'이 히트해 더 유명해졌다. 지금은 운동권 노래에 편입됐지만 처음에는 서민의 고달픈 삶을 어루만지는 힐링의 노래였다.

사노라면 언젠가는 좋은 때도 오겠지. −중략−

군사정부에서는 이 노래가 부정적 이미지가 있다고 금지곡으로 했다.
처음 노래 제목은 '내일은 해가 뜬다.'였다.
금지곡은 대체로 운동권 노래가 되고 국민가요가 되었다.
그는 가요 환경도 고약하고 정부가 간섭이 심해 미국에 갔다.
유명인은 잠깐 방송에 안 나오면 빈 자리를 되찾기 힘들다.

열심히 술 먹고 사랑하다 보니 80세가 지났다.
술은 수시로 먹지만 언제라도 노래를 부를 수 있을 정도만 먹는다.
음식은 아무거나 먹었다.
왜정시대, 6 · 25전쟁을 겪으면서 빈곤과 고통을 통해 엄청난 면역력을 키웠다.
배를 채우는 게 중요하지 뭘 먹느냐는 사치였다.

단전에 힘이 없으면 노래가 안돼 매일 복근운동을 한 시간씩 한다. 한 시간 이상 무대에서 노래를 하면 힘들기보다 오히려 힘이 더 난다.

집에서는 하루종일 노래를 한다.
노래를 하다 보면 생각할 틈이 없다.
남들은 여러 가지 생각으로 골치가 아프다고 하는 데 그는 생각할 겨를이 없다.
번뇌 망상은 할 일은 없고 분수에 넘치는 욕심을 부릴 때 생긴다.
머리가 맑으니 당연히 스트레스가 없고 건강한 몸을 유지한다.

그는 70살 때 처음으로 은행통장을 만들었다.
주위를 도우려면 돈을 관리해야 했다.
송해 선배보다 더 오래 살고 더 노래를 잘 부르는 게 목표다.
그의 노래는 헬스나 참선호흡보다 건강과 즐거움에 더 도움이 되었다. 여느 남자는 두 번도 못하는 결혼을 5번이나 했다.

지금 다섯 번째 여자와 즐겁게 산다.
그는 공연료의 절반을 부인 모르게 숨긴다.
여자에게 돈을 맡기고 날마다 용돈을 타는 게 엿 같았다.
대한민국 남성이 부인에게 맥을 못 춘 게 월급을 부인통장에 넣고 나서다.

그는 철저히 자기 돈으로 불우한 친구를 돕고 용돈을 주고 술을
사준다. 다섯 번째 아내는 알면서도 모른 체 한다.

현명한 여인이다.

동료 가수들은 수입도 없고 몸도 아프다.

그래서 그는 열심히 운동을 하고 노래를 부른다.

공짜 공연도 마다하지 않는다.

그는 젊은이 같은 가슴을 가지고 있다.

과거 이야기보다 활기찬 현재와 미래 이야기로 대화를 이끌었다.

책에서 보거나 방송에서 들은 이야기보다 그가 체험한 것을 말했
다.

'나는 배우지 못해 아는 게 없어요.' 말은 그렇게 했지만 전세계를
다니면서 엄청난 체험을 했다.

박사학위 10개 가진 사람보다 더 지혜로운 사람이 되었다.

그의 진솔한 말이 따뜻하게 들렸다.

지식은 스마트폰에 다 들어 있다.

거기에 없는 것은 따뜻한 가슴이다.

'쟈니 리' 선생과 이야기를 하다 보니 2시간이 금방 지나갔다.

노래와 여자와 술 그리고 운동…

그가 80 평생 사랑한 삶의 동반자다.

여자 생각이 없는 날

노래를 부를 수 없는 날

술을 먹을 수 없는 날

그날이 '쟈니 리' 선생의 마감 날이다.

29

탁발의 고수

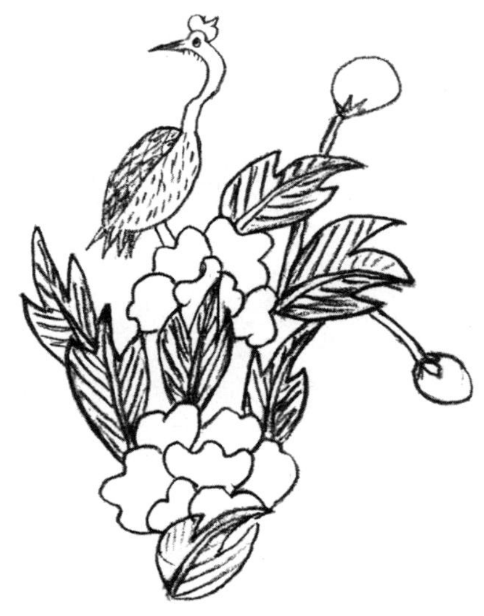

탁발은 스님들이 구걸로 식생활을 해결하는 수행의 하나다.

지금은 이해가 안가는 노릇이지만 1960년대에는 구걸이 당연한 수행이었다.

당시에는 걸인들이 도시에 즐비했다.

구걸로 유명한 탁발승이 있었다.

그는 인물이 훤칠했다.

동료 스님들은 동네방네 다니면서 탁발을 해도 밥을 얻지 못하는 경우가 많았다.

눈치 빠른 스님은 부자동네보다 가난한 동네를 다니면서 밥을 얻어냈다. 부자동네는 담도 높고 대문도 높아 아무리 대문 앞에서 목탁을 쳐도 반응이 없었다.

스님들은 탁발을 잘 하는 스님에게 비방을 물었다.

"스님! 스님은 뭔 재주로 그렇게 탁발을 잘 하지요?"

스님은 웃기만 할 뿐 대답을 안 했다.

"혹시 인물이 좋아 과부들이 주는 거 아닌가요?"

스님은 여전히 웃었다.

동료 스님들이 자꾸 보채자 그가 입을 열었다.

"내 거래처는…"

이 한마디 하고 뜸을 들였다.

스님들은 조바심이 생겼다.

"빨리 말하세요."

"내 거래처는 거지굴이에요."

"네? 거지굴이라니. 거지에게 구걸을 해요?"

"거지들은 구걸행위에 다 고수들이고 자기들에게 밥을 얻으러 오
는 사람에게 관대하지요."

구걸에 관한 한 스님보다 걸인이 달인이었다.

걸인들은 누구보다 탁발스님에게 관대했다.

'양반은 얼어 죽어도 곁불은 안 쬔다.'

이로움보다 의로움을 중시하는 우리 민족의 자존심을 대변하는
말이다. 이 자존심이 임진왜란, 병자호란, 한일합방, 6·25 전쟁을
불렀다.

"야! 우리가 돈이 없지, '가오'가 없냐?"

영화 '베테랑'에서 형사가 내뱉는 말이다.

우리는 여전히 '가오'를 중요시 여긴다.

분수도 모르고 나대는 게 양반식 체면인 '가오'다.

찰스 다윈은 진화론에서 말했다.

'진화에 승리한 자는 힘센 자도 아니고 똑똑한 자도 아니다.

환경에 적응한 자다.'

유능한 탁발스님처럼 살자.

제 꼴을 알고 꼴대로 사는 게 행복과 건강을 얻는 비방이다.

30

어른이 뭐지?

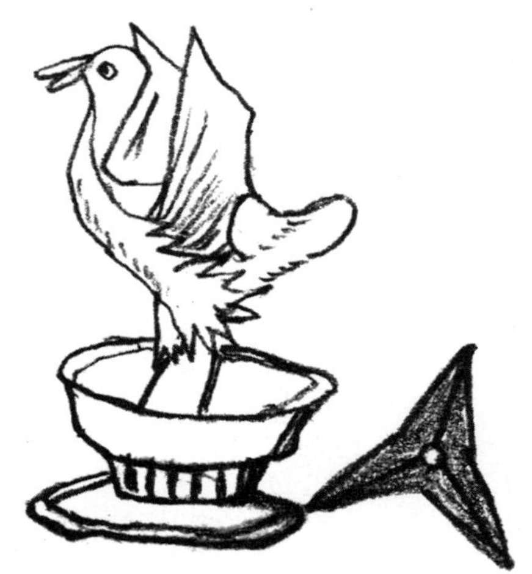

"늘 행복할 필요가 없다는 걸 알게 된 사람이야"
프레드릭 베크만의 말이다.

그는 소설 '오베라는 남자'를 썼다.
인간은 고통을 통해 뭘 알도록 진화했다.
단세포 동물에서 무지무지하게 많은 세포집합체가 된 게 사람이
다.
그의 말이 이어진다.
"내가 아는 불행한 사람은 다 성공한 사람이다."
"성공한 사람은 다 불행하다."
"행복한 사람은 이 정도면 충분해." 하고 말할 수 있는 사람이다.

당신은 어른인가?
어느 정도면 충분한가?

31

강철 체력은 강철 정신에서

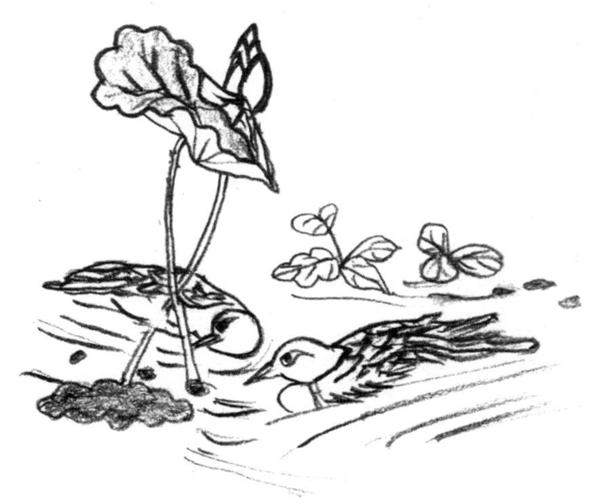

퀴리 부인은 67세에 죽었다.

그의 사망 원인은 백혈병이었다.

부인은 40년간 방사능 물질을 농축하면서 원자와 방사능의 개념, 원자폭탄의 기본 노하우를 찾아냈다.

그의 방사능 물질 정제기술은 큰 돈을 벌 수 있는 발명이지만 무료로 일반에 공개했다. 이 기술을 토대로 미국은 일본에 떨어트린 원자폭탄을 만들 수 있었다.

그가 연구하는 동안 쪼인 방사능 양은 약 200시버트로 추정된다.

누구나 한번에 1시버트 정도의 방사능에 쪼이면 구토를 한다.

7시버트를 한꺼번에 쪼이면 대부분의 사람은 죽는다.

퀴리 부인은 얼마나 많은 방사능을 쪼인 셈인가?

200시버트를 쪼였으니 일반인이 30번 죽을 양을 쪼인 셈이다.

퀴리 부인은 그 많은 방사능을 쬐고도 67세까지 살았다.

체르노빌 원전 사고로 얼마나 많은 방사능이 나왔는지…

일본 후쿠시마 원전 사고로 얼마나 방사능이 나왔는지…

체르노빌 근처나 후쿠시마 근처에는 주위의 만류에도 아랑곳하지 않고 사는 사람들이 많다.

방사능에, 핵발전소에, 핵무기에, 코로나 바이러스에 너무 쫄지 말자. 히로시마에 원자폭탄이 떨어진 바로 그 자리에 다음 해 봄, 싹이 트고 잎이 나왔다.

개똥쑥이었다
개똥쑥처럼 질기게 살자.
퀴리 부인을 생각하자.
강철 체력은 강철 정신력에서 나온다.

1830년, 콜레라가 유럽을 휩쓸었다.
이 병에 걸리면 두 명 중 한 명이 죽었다.
치사율 50%였다.
유럽 인구 30%가 줄어 들었다.
콜레라로 모스크바가 봉쇄됐다.

푸시킨은 죽음이 눈 앞에 어른거리자 소리쳤다.
"그러나 죽고 싶지 않다. 살고 싶다, 생각하고 고통받자. 슬픔과 불안과 걱정에 둘러싸여 있어도 내게는 기쁨이 있을 거다."

<u>32</u>

잊어라! 혼자 살 수 없으니
다른 사람과 같이 살려면 잊어라

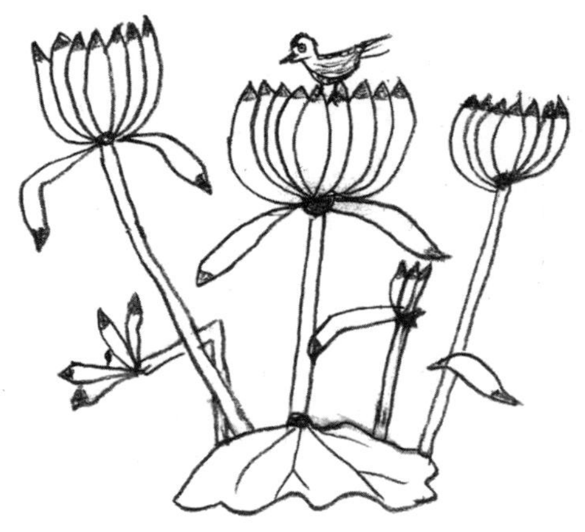

모기가 물었을 때?

1. 모기에 물리면 가려워 계속 긁는다.

2. 물린 걸 무시한 채 놔둔다.

3. 모기에 물렸는지조차 모른 체 일에 몰두한다.

당신은 어떤 사람인가?

여름철, 길 없는 산길을 다니며 약초나 뱀을 잡으려 들면 긴팔 옷과 장화가 필수품이다.

그런데 긴팔 옷을 입으면 무척 덥고 짧은 팔 옷을 입으면 나무 덩굴에 긁히고 벌레가 물어 괴롭다.

그런데 수십 년 경력의 심마니들은 짧은 팔 옷을 입고 다닌다.

가시덩굴에 긁혀도 모른 체한다.

모기에 물려도 모른 체한다

이게 숙달이 되면 피부에 상처가 나도 금방 아문다.

세상살이가 복잡하다.

눈꼴시게 구는 자

공연히 나를 괴롭히는 자

거짓말을 숨 쉬듯 하는 자

사기사건이 수백 건이 넘지만 멀쩡한 자
세상을 살려면 이런 자들을 수없이 겪어야 한다.
일일이 발끈하다가는 내 건강을 해치고 수명만 단축한다.

장자가 말했다.
"잊어라! 혼자 살 수 없으니 다른 사람과 함께 살려면 잊어라."
짧은 팔을 입고 산에 다니는 심마니처럼 모기에 물려도, 가시에
찔려도 멀쩡한 피부가 되도록 면역을 기르자.
세상에 맞춰 맷집을 기르자.

33

배춧국 한 그릇과 99%의 노예

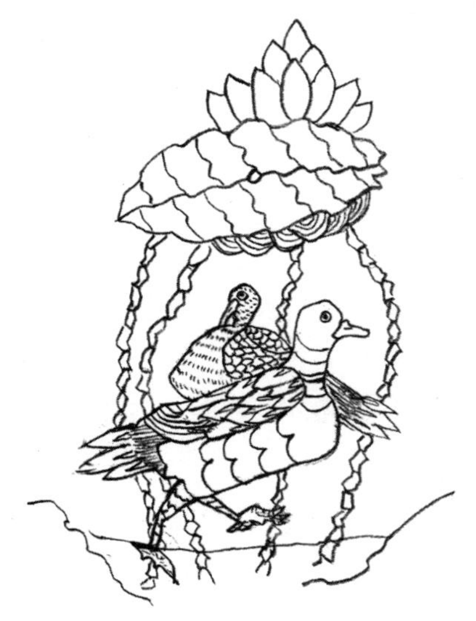

1958년, 노벨문학상에 '닥터 지바고'가 선정됐다.

소련 내에서 반대하는 소리가 많았다.

보리스 파스테르나크가 말했다.

"나는 노벨상을 거부한다. 나는 배춧국 한 그릇이면 충분하다. 나는 사랑하는 아내와 자식이 있고 국가가 있다."

왕은 모든 것을 가졌다.

그가 생각했다.

"나는 권력, 돈, 여자, 원하는 모든 것을 가졌는데 왜 행복하지 못할까?"

어느 날, 왕은 한 요리사가 행복한 얼굴로 채소를 다듬는 것을 보았다.

왕은 그에게 행복의 비결을 물었다.

"폐하, 저는 요리사지만 아내와 아이를 먹여 살릴 수 있고 즐겁게 해줄 수 있어 행복합니다. 비바람을 피할 수 있는 방 한 칸, 배를 채울 수 있는 음식만 있으면 됩니다.

가족은 제가 세상을 살아갈 힘을 줍니다.

보잘것 없는 물건을 가져가도 그들은 만족하고 기뻐합니다."

왕은 재상을 불러 요리사 이야기를 했다.

재상이 웃으며 말했다.

"폐하, 그 요리사는 99%의 노예가 되지 않았지요."

"99%의 노예라니 그게 뭔 소리요?"

"폐하, 99%의 노예를 알려면 가방에 금화 99개를 넣어 요리사의 집 앞에 두십시오."

그날 저녁, 왕은 금화 99개가 든 가방을 요리사의 집 앞에 두게 하였다. 일을 마치고 돌아온 요리사가 가방을 보았다.

그는 집안으로 들어가 가방을 열었다. 금화가 99개 있었다.

그는 얼굴을 찌푸렸다.

"혹시 한 개를 어디에 떨어뜨렸나…"

그는 집안을 기어 다니며 금화를 찾았다.

금화는 없었다.

'열심히 일해서 금화 100개를 채워야지.'

요리사는 늦도록 금화를 찾아 헤매느라 피곤했던 탓에 늦잠을 잤다.

다음 날 아침, 요리사는 아내와 아이들에게 화를 냈다.

"늦도록 자게 해 금화 한 개를 벌 시간을 놓쳤구나."

그는 아침식사도 거르고 출근해 미친 듯이 일을 했다.

예전처럼 콧노래를 부르거나 휘파람을 불지도 않았다.

34

축구선수의 긴장 풀기와
총리의 출장식 호흡

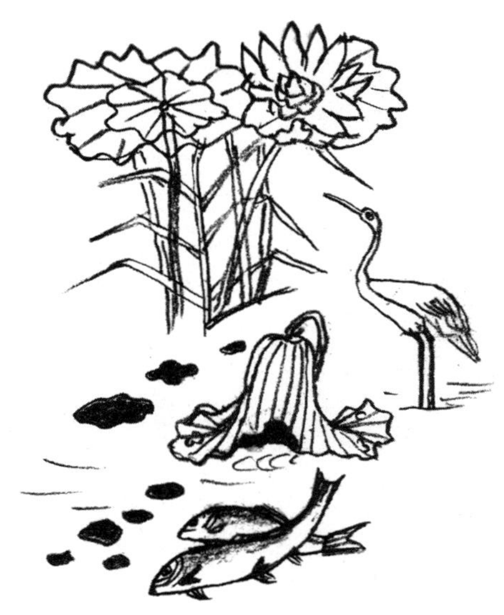

맨시티 감독 과르디올라와 일본 총리 아베

맨시티의 천재 감독 과르디올라는 전략전술에서도 나폴레옹을 능가하는 작전을 펼치지만 선수들의 체력관리에도 남다른 신경을 쓴다.

축구선수들은 시합을 하고 나면 곧장 집으로 가는 게 관례였다.
과르디올라 감독은 선수들이 시합 후 함께 저녁을 먹으면서 떠들도록 했다.
의무적으로 선수들은 식사를 해야 한다.
전에는 시합 후 선수들은 차를 몰고 각자 집으로 갔다.
큰 시합을 마치면 누구나 긴장으로 근육이 경직된다.
운전을 하면 경직된 근육이 더 경직된다.
감독은 시합 후 선수들이 같이 떠들면서 식사를 하도록 했다.
선수 간의 친목도 되지만 그 동안 긴장된 근육이 이완된다.
근육을 이완시킨 선수들은 다음 날 더 좋은 체력으로 시합에 임할 수 있다.

아베 신조 일본 총리가 후지 TV에 출연했다.

그는 "골프와 호흡법으로 스트레스를 다스리고 있다."고 했다.

그는 화가 날 때면 "4번 들이마시고 8번 내쉬는 호흡을 하고 있다."고 했다.
생활참선의 대가인 박희선 박사의 호흡법도 한국 스님이나 일본 스님이 주로 하는 호흡인데 코로 들이마시고 코로 내쉬는 출장식 호흡법이다. 내쉬는 숨을 더 길게 하는 출장식 호흡법이 현대인에게 큰 도움이 된다.
보통 사람은 2번 들이쉬고 4번 내쉬는 호흡법으로 충분하지만 아베 총리처럼 큰 스트레스를 받는 사람은 4번 들이쉬고 8번 내쉬는 호흡을 해야 스트레스가 풀린다.

당신은 어떤 호흡법이 알맞을까?
출장식 호흡은 긴장된 근육을 이완시키는 좋은 방법이다.
저혈압 소유자는 2:3 호흡법이 좋다.
아베처럼 하면 건강에 해롭다.
아베식 호흡법은 스트레스가 많은 고혈압 체질에 좋다.
아베가 밉다고 그의 호흡까지 미워해서는…
그는 술을 너무 많이 먹어 건강이 거덜났다.

35

사람의 자격

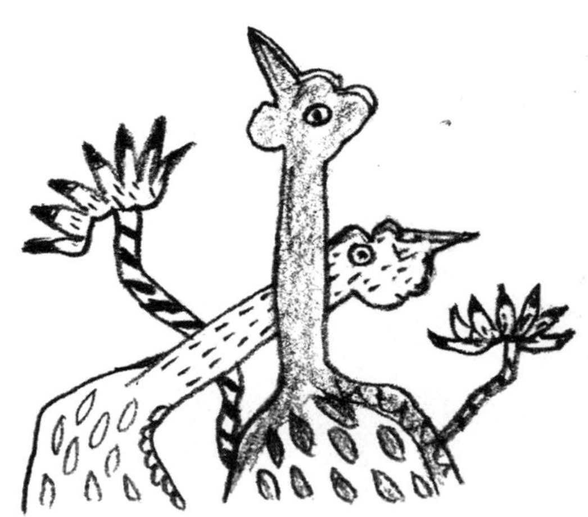

암 수술 후 체력을 회복하는 친구가 있다.
중국 독감으로 친구가 있는 곳은 찾아갈 수 없었다.
그곳에는 나이 든 신부님들이 모여 있었다.
김수환 추기경도 거기 있다가 가셨다.

전화를 했다. 그에게 안부를 묻고 잡담을 했다.
"대학교수가 그러더라. 대학을 졸업하면 세상을 다 아는 듯 기고
만장하다가 석사과정을 마치면 기가 팍 죽는데 아! 내가 너무 모
르는 게 많구나. 그러다 박사학위를 받으면 편안해진대. 나만 모
르는 게 아니구나. 다들 모르는구나."

내 이야기를 들은 친구는 시큰둥한 반응을 보였다.
"우습지 않니?"
"안 우스워."
"왜 안 우습니?"
"나도 교수질을 30년 이상 했으니까…"

신부님이 말했다.
"책 100권을 읽으면 세상을 다 아는 듯 설치다 책 1,000권을 읽으

면 기가 팍 죽는대.
왜 나는 모르는 게 이렇게 많지?"

그가 괴로운 걸 말했다.
"많은 사람들이, 특히 젊은 사람들이 밥 걱정, 직장 걱정, 집 걱정
하느라고 괴로워하는데 나는 밥이나 집 걱정 없이 편안하게 사는
게 괴로워, 참 괴로워."

말과 글은 곧 사람이다.
생각과 삶에서 말이 나오고 글이 나온다.
진심에서 우러나오는 말과 글은 쉽다.
힘이 있다.
오래 들어도 기분이 좋다.
이런 말은 사람의 마음을 움직인다.
이런 글은 사람에게 감동을 준다.

그러고 보니 그 친구가 교수질을 오랫동안 했고 영성신학의 대가
이고 신부라는 사실을 잊고 있었다.
그는 말을 할 때 성경이나 종교 이야기를 한 적이 없고 교수 같은
소리를 한 적이 없었다.
신부님은 수많은 저서를 냈지만 그의 책에 관한 이야기를 한 적도

없었다.

그는 작사가 김이나의 노랫말 '잔소리'처럼 애들도 느끼고 말할 수 있는 말투로 주위의 사람들과 이야기를 했다.

영성신학의 대가는 7살 먹은 애들도, 80살 먹은 노인도 알 수 있는 말을 하는 능력자였다.

36

천사와 악마

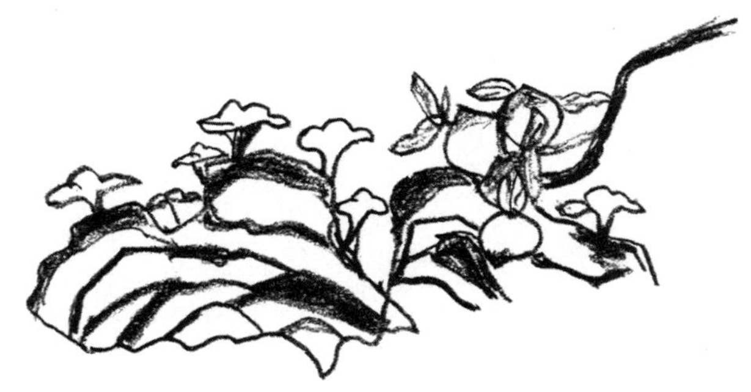

"가장 악랄한 노예주인은 노예를 못살게 하는 자가 아니라 노예
에게 온정을 베푸는 자다.
노예제도를 유지시키는 자는 노예를 학대하는 자가 아니라 노예
에게 은혜를 베푸는 자다."
오스카 와일드의 말이다.
이 말은 악랄한 자본가, 악랄한 정치인에게도 해당된다.

'인간은 희망과 절망 사이에 있다.
이 계곡을 통과하려면 투쟁이 필요하다.
편안한 삶과 절대 타협하지 않겠다.
필요한 것에 절대 굴복하지 않겠다.'
카잔차키스는 이런 마음으로 세상을 살았다.
'영혼의 자서전'은 그의 삶의 기록이다.

37

우리는 살기 위해서 일할까?
일하기 위하여 살까?

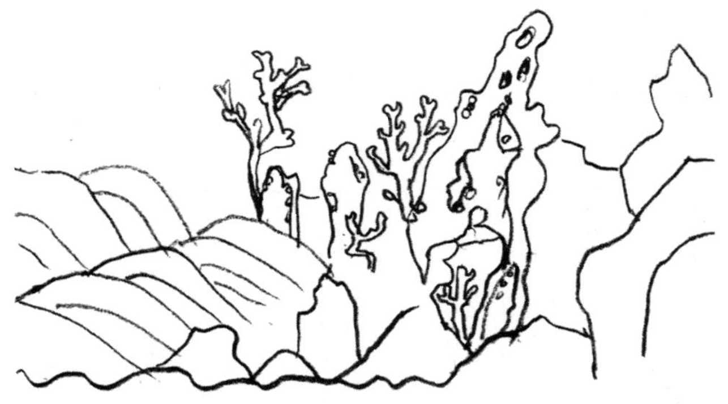

젊었거나 늙었거나 다들 언제 죽을지 모른다.
나이는 아무 관계가 없다. 얼마나 열심히 일하느냐?가 핵심이다.

막스 베버가 '소명의 정치'에서 말했다.
"토론하면서 출생증명서의 나이를 내세우며 이기려 드는 상대를
나는 참은 적이 없다. 상대가 스무 살이고 나는 오십이 넘었다는
사실로 내가 더 성취하고 더 배웠다고 할 수 없다. 나이는 문제가
아니다. 핵심은 삶의 현실을 직시할 수 있는 단련된 실력.
삶의 현실을 견뎌낼 수 있는 단련된 실력.
삶의 현실을 내면으로 감당할 수 있는 단련된 실력이다."

100살 먹은 바보가 있고 20살 먹은 실력자가 있다.
100살에도 일하는 사람이 있고 20살에도 노는 사람이 있다.

열심히 일한 당신. 떠나라!
떠나긴 어디로 떠나?
계속 더 열심히 일해야지.
언제까지?
죽을 때까지…

38

질병과 소통

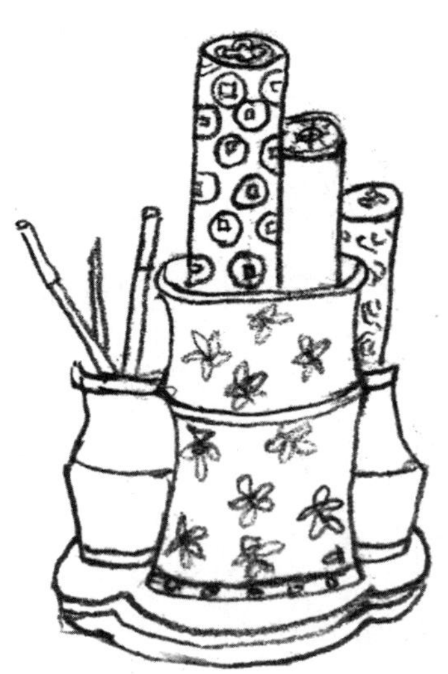

세상살이에 가장 쉽고 어려운 게 소통이다.

사랑도 소통이고 미움도 소통이다.

질병은 나와 내 몸의 소통이 엉킨 상태다.

소통이 최악으로 엉킨 상태가 불치병이고 전쟁이다.

"우리는 감정을 표현함으로써 소통한다고 생각하지만, 사실은 우리가 느끼는 감정에 가장 가까운 언어를 골라서 소통하고 있다."

김이나 작가의 말이다.

그는 히트곡이 300개나 넘는 대단한 여인이다.

그가 만든 노랫말에서 '내 노랫말 Best 5'를 보았다.

♣ 아이유의 '분홍신'

눈을 감고 걸어도 맞는 길을 고르지.

♣ 조용필의 '걷고 싶다'

난 널 안고 울었지만, 넌 나를 품은 채로 웃었네

♣ 윤상과 성규의 'RE:나에게'

－거짓말한 적 있나요, 위로하고 싶은 좋은 마음으로

－지금만은 아니야, 너에게만큼은 단 한 번도

♣ 임영웅의 '이제 나만 믿어요'

이 세상은 우리를 두고 오랜 장난을 했고 우린 속지 않은 거야
♣ 민서 '노굿걸(No Good Girl)'
난 가끔 아주 못된 나에게 깜짝 놀라 –중략– 나는 많이 서툴고
때론 너무 능숙해

그가 최근에 낸 책 '나를 숨 쉬게 하는 언어들'에는 우리들을 숨
쉬게 하는 멋진 말들이 잔뜩 들어있다.

"외롭다는 부정적인 말이 아니다.
외로움은 반드시 채워야 할 결핍이 아니다.
오롯이 자신에게 집중할 수 있는 소중한 감정이다."
시인 김이나의 멋진 말이다.

39

남자를 못 본 여자와 나폴레옹

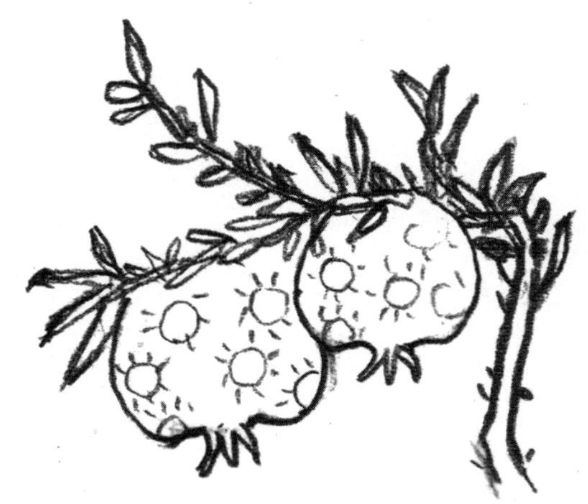

런던 변두리에서 병원을 하는 늙은 의사가 런던에 가게 되었다.

젊고 잘 생긴 조수에게 말했다.

"내일 런던에 다녀올 테니 자네가 환자를 상대하게. 대충 보고 되도록 다음 날 오라고 해. 간단한 환자만 보게."

의사가 출장을 다녀왔다.

"환자 잘 봤지?"

"네. 세 명만 봤어요.

70대 할아버지 두 명, 60대 할머니 한 명.

다른 사람들은 내일 오라고 했지요."

조수가 말을 이었다.

"첫 번째 노인은 골치가 아파 두통약 처방을 했어요.

두 번째 노인은 속이 아파 소화제 처방을 했지요."

"잘했네. 아주 잘했어. 세번 째 환자는?"

"퇴근 하려는데 급하게 할머니가 왔어요.

할머니는 열불이 난다며 다짜고짜 옷을 벗더니 속옷까지 몽땅 벗고 진료 테이블로 올라가 벌러덩 누웠어요."

의사가 물었다.

"그래서?"

조수가 대답했다.

할머니가 소리를 질렀어요.

"나 좀 어떻게 해줘. 미치겠어. 남편이 죽은 지 반년도 넘었는데

한 번도 남자를 보지 못했어."

"그래서 어떻게 했나?"

조수가 하품을 하며 말했다.

"그거야 간단하지요.

반년도 넘게 보지를 못했으니까 안약 처방을 했지요."

- 옮긴 글

20대 젊은이는 60대 할머니가 옷을 벗었거나 입었거나 관심이 없

다. 더구나 그 할머니가 뭔 생각을 하는지는 더 관심이 없다.

세상은 당신에게 관심이 없다.

나폴레옹 보나파르트가 황제에 올랐다.

궁궐을 시찰하던 중 한 경비병에게 물었다.

"나폴레옹이 얼마나 대단한 황제인지 아는가?"

눈을 껌벅거리던 경비병이 말했다.

"나폴레옹이 뭐 하는 사람이지요?"

40

메기효과(Catfish Effect)와 라인홀트 메스너

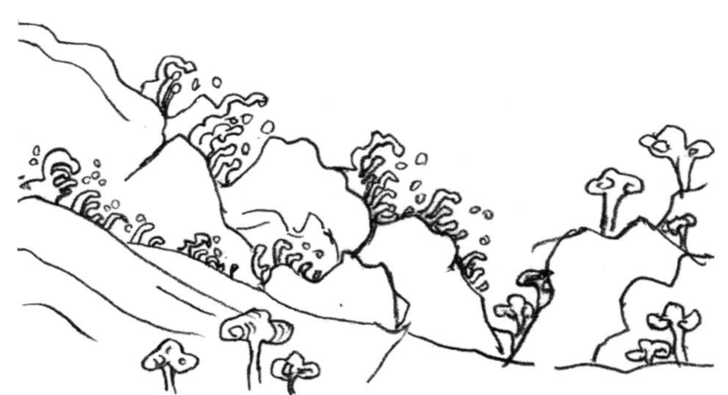

옛날, 노르웨이에서는 정어리가 인기를 끌었다.

특히 살아있는 정어리는 맛이 좋아 비싼 값으로 팔렸다.

그런데 어부들은 정어리를 산채로 포구로 가져오는 게 쉽지 않았다.

대부분 중간에 죽었다.

한 어부가 정어리 수조에 바다 메기를 넣었다. 메기는 정어리의 천적이었다. 바다 메기가 정어리를 다 잡아먹으면 어쩌나…

정어리는 바다 메기에게 일부는 잡아먹히지만 대부분 살아 남으려고 발버둥쳐 산채로 포구에 도착했다.

'메기 효과'는 엄청난 어려움과 마주치면 잠재된 능력이 최대로 나올 수 있다는 의미다.

이태리 등산가 라인홀트 메스너는 인간이 얼마나 잠재력이 있는지 궁금했다. 그는 산소통 없이 에베레스트에 올랐다. 주위에서 말렸다.

"8천m가 넘는 산에 산소통 없이 가면 폐부종으로 죽는다. 가지 마라."

그가 대꾸했다.

"죽을지 살지 알 수 없다. 아무도 모른다. 가 봐야 안다."

그는 산에 오르고 살아 돌아왔다.

41

엄마의 힘

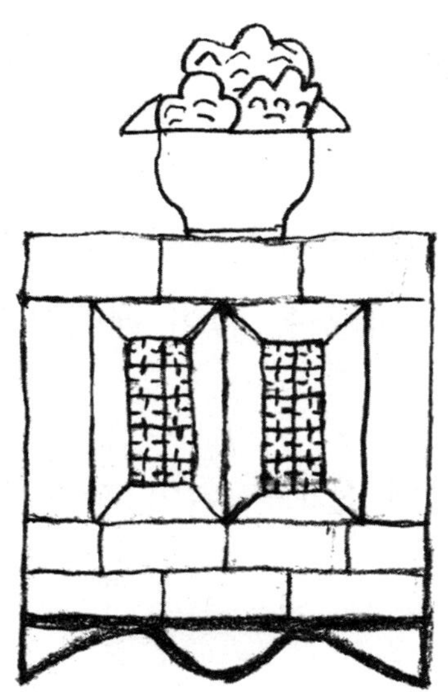

북극지방에서 있었던 일이다.

어느 추운 겨울, 눈이 많이 내려 교통이 끊겼다. 마을 사람들이 모두 굶어 죽을 상황이 되었다.

젊은 엄마는 아기가 배고파 울자 마을을 나왔다. 조금 지나자 호숫가에 있는 땅굴을 보았다. 거기에는 작은 낚시대가 있었다. 낚싯줄은 있지만 미끼가 없었다. 아무리 둘러봐도 미끼가 될 만한 게 보이지 않았다. 미끼가 있어야 고기를 잡지.

아기는 울어댔다. 엄마나 아기나 굶어 죽게 되었다.

어찌할 것인가?

여인은 칼을 꺼내 자신의 허벅지 살을 잘랐다. 허벅지 살을 미끼로 고기를 잡을 수 있었다.

아기와 엄마는 물고기를 먹었다. 물고기 내장은 미끼로 썼다.

그들은 물고기를 잡으며 봄까지 지냈다. 눈이 녹자 다시 길을 걸을 수 있었다. 여인과 아기는 마을로 가 사람들을 만났다.

작가에게 이 이야기를 전해준 사람은 여자의 허벅지에 난 흉터를 직접 봤다고 했다.

작가가 누구냐?

'시턴의 동물기'를 쓴 그 사람이다.

42

저승사자

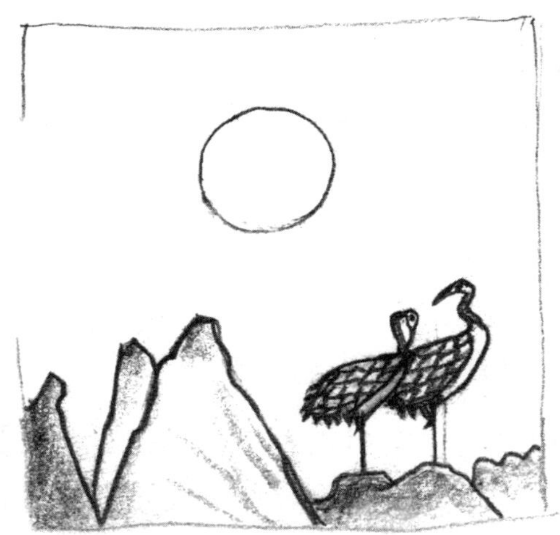

사람이 죽으면 염라대왕의 명을 받아 저승사자가 망자의 집으로 온다. 저승사자는 어떤 모습일까?

내가 저승사자다.

극락 가거나 지옥 가는 것은 내가 결정한다.

어느 날 고승이 허름한 집에 하룻밤 머물렀다.

옆방에서 할머니와 손자가 도란도란 이야기를 했다.

"얘야! 아랫마을 사또가 죽었는데 어디로 갔지?"

"지옥이요."

"그런데 며칠 전 죽은 혼자 살던 할머니는 어디로 갔지?"

"극락이요."

스님은 수십 년 수행을 했어도 사람이 극락에 갔는지, 지옥에 갔는지 알 수 없는데 애가 어떻게 알까?

부처님이 환생하신 게 아닐까?

다음 날, 스님이 애한테 물었다.

"얘야, 사또가 지옥에 갔는지 어떻게 아니?"

동네 사람들이 "이 악질 사또는 분명히 지옥 갔어. 그렇게 수근거

렸으니 지옥에 갔겠지요.”

“그런데 할머니가 극락 간 걸 어찌 알지?”

“동네 사람들이 초상집에서 말했어요. 평소 할머니가 선행을 많이 했으니 극락 갔어.”

스님은 극락이나 지옥이 어디 있는지 아이에게 배웠다.
당신이 죽으면 어디에 갔다고 애가 말할까?

43

고목이 아닌 거목

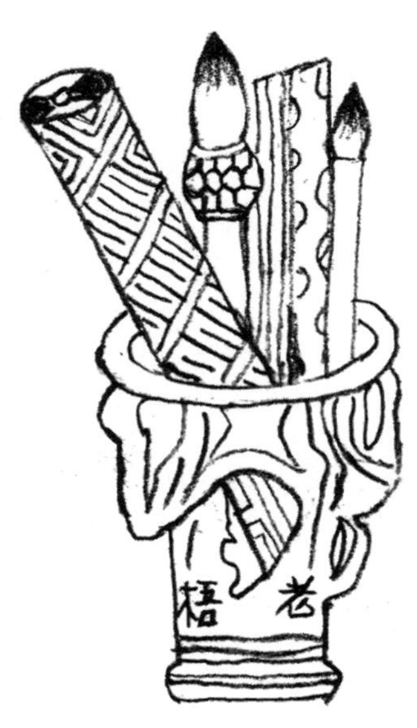

롱펠로우가 죽기 직전, 병상에 누워있는 그에게 기자가 찾아왔다.

"숱한 어려움과 고난을 겪은 선생의 작품에는 진한 인생의 향기가 있습니다. 비결이 뭐에요?"

롱펠로우가 손가락으로 마당의 나무를 가리켰다.

늙은 사과나무였다.

"저 나무가 내 스승이라네. 저 나무는 아주 늙었지. 죽을 때가 훨씬 지났어. 그런데 사과들이 주렁주렁 열려. 그것도 맛 좋은 사과가. 해마다 늙은 나뭇가지에는 새순이 돋지."

늙으면 고목이 되고 쓸모가 없어진다.

그러나 고목에도 새순이 돋는다.

해마다 새순이 나오는 고목은 고목이 아니다.

거목이라 한다.

44

평범과 정상

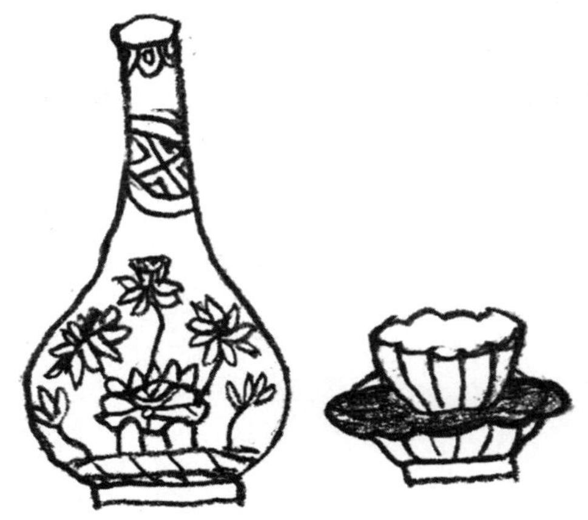

'자신이 평범하거나 정상이라고 믿는 사람은 자신이 얼마나 이상한 사람인 줄 모른다.'

일본 작가 '무라타 사야카'의 말이다.

그의 책 '멀리 갈 수 있는 배'가 한국에서 출간됐다.

한국과 일본은 개인의 '순응'을 강요하는 나라다.

건강한 개인주의가 필요하다. 개인이 '보통'과 '평범'을 벗어나 자기다운 인생을 사랑하며 살아야 한다.

'자기 나라의 난민'에서 벗어나자.

'자기 나라의 난민'이란 자기가 태어난 나라에서도 잘 어울릴 수 없는, 다른 나라에서 온 이민자 같은 감각을 가진 사람이다.

동남아에서 시집온 여자들이 그 지역사회에 적응하지 못하는 것과 같다. 다양성을 인정하는 세상이 되어야 한다.

누구나 크고 작은 삶의 고통과 마주친다.

고통을 줄이는 나만의 요령이 있다.

'계속해서 고통을 생각하는 것'이다.

괴로움이 닥치면 '왜 괴로운 것일까?'

'어디에 괴로움이 있을까?'

'내가 진정으로 바라는 것은 무엇인가?'

오로지 그것 만을 계속해 생각하면 뭔가 발견하는 지점에 다다른다.

그 발견으로 구원을 받는다.

편의점 알바 출신 소설가 '무라타 사야카'는 석가모니의 해탈한

법문처럼 말했다.

석가모니는 보리수 나무 밑에서, 무라타는 편의점에서 해탈했다.

그러고 보니 이 여자의 나이가 39세다.

석가모니는 35살에 해탈했다.

45

동의보감에는
정액을 테마로 한 시가 있다

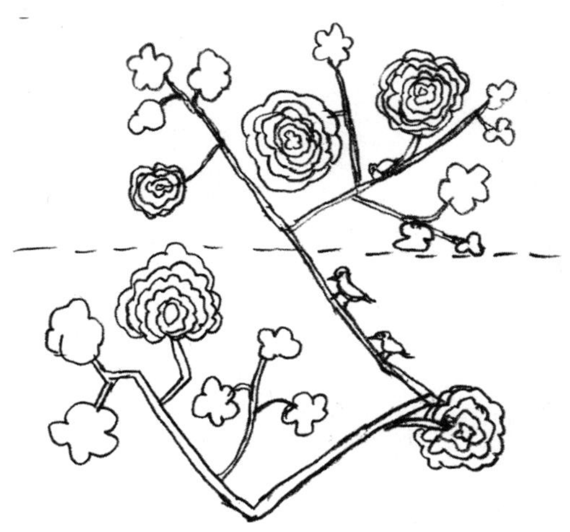

선조가 허준에게 의서 편찬을 명하면서 세 가지를 당부했다.

첫째, 기존 의서들을 잘 간추릴 것.
"너무 잡다한 의서들이 범람하니 일목요연하게 체계를 잡아라."
고 했다.
지금 인터넷에는 어마어마하게 많은 의학정보들이 있다.
그런데 선조시대에도 만만치 않게 많은 의서들이 있었다.

둘째, 사람의 질병은 모두 섭생을 잘못해 생기니 수양이 먼저, 약
물은 다음이다. 즉. 양생서를 써라.

세째, 궁벽한 산골에서도 약초를 익혀 쉽게 알도록 해라.
아주 가난한 사람도 치료할 수 있는 약초들을 알려라.

양생은 도를 추구하는 수련이다.
도란 무엇인가?
유교에서는 수양, 도교에서는 수련, 불교에서는 수행이라는 과정
을 통하여 도달하는 영역이다.
수행을 잘 하려면 먼저 건강해야 한다.

건강하게 살려면 가장 중요한 것이 양생이다.

내경편에는 '기'에 관해 기술했다.

사람은 16세부터 정기가 줄어든다.

남녀의 정욕뿐만 아니라 보고 듣고 말하고 움직이는 데 모두 정기가 소모된다.

그래서 석가모니는 면벽을 하고 선가에서는 결가부좌를 하고 참선을 한다.

이것은 고행으로 자신을 단련하여 신기가 소모되는 것을 막는다.

이것이 양생하는 방법이다.

정신을 단련하는 것이 건강의 기본이다.

그렇다고 양생이 정신만 중요하게 여긴 것은 아니다.

정액을 테마로 한 시가 있다.

양생의 도는 정액을 보배로 삼는다.

중요한 이 보배를 고이고이 간직해라.

여자 몸에 들어가면 아이가 태어나고

제 몸에 간직하면 자기 몸을 기른다.

아이 밸 때 쓰는 것도 원할 일이 아닌

아까운 이 보배를 헛되이 버릴 건가.

......

멀쩡한 남자가 별안간 죽었다.

건장한 장년 남자가 갑자기 죽었다.

운동을 하루 5시간씩 했는데 왜 갑자기 죽었을까?

남자가 정액 관리를 잘못하면 아무리 체력 관리를 잘해도 한 방에 '훅' 가 버린다.

46

장무상망(長毋相忘)

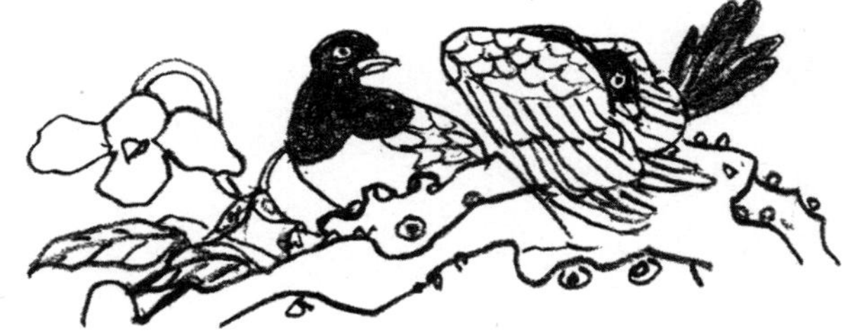

제주에 갔다. 추사 김정희 기념관에 들렀다. 세한도 복사판을 구했다. 장무상망(長毋相忘), '오랜 세월이 지나도 서로 잊지 말자.'
이 말은 세한도의 인장이다.

'장무상망'은 2천 년 전 한나라에서 출토된 와당에서 발견된 글이다.
살아있는 것은 모두 쓰러지고 결국에는 사라진다.
그러나 추사와 그의 제자 이상적이 나눈 그 마음은 이렇게 오늘날까지 우리를 감동시키고 있다. 가장 어려울 때 추사를 도운 제자가 이상적이다.
추사는 그에게 세한도를 주면서 '장무상망'이라고 했다.

사람은 누구나 외로울 때가 있다. 그때 당신 곁에는 '장무상망'이될 사람이 있나요?
세상을 살면서 '오래도록 서로 잊지 말자(長毋相忘)…
이렇게 말할 수 있는 사람이 있다면 그는 성공한 인생이다.

나는 타인에게 '장무상망'인가?
내 글이 힘들게 사는 사람들에게 장무상망이 될 수 있을까?
추사의 세한도를 다시 보고 '장무상망'을 반추한다.
주위 사람들에게 '장무상망'이 되도록 노력하자.

47

허준과 지그문트 프로이트

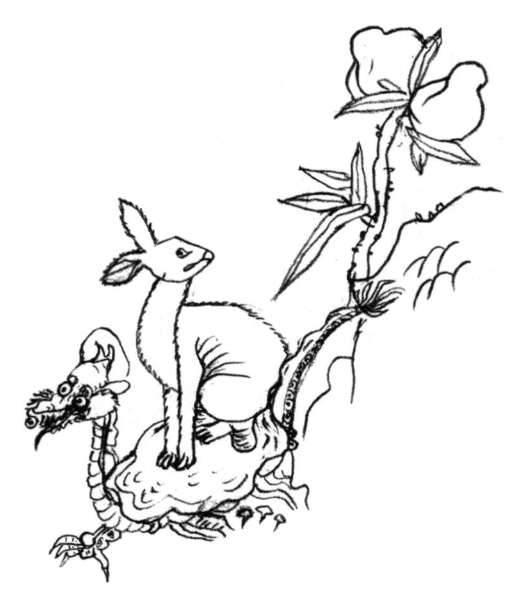

허준은 정액의 중요성을, 프로이트는 정자의 중요성을 강조했다.

허준은 동의보감에 정액을 테마로 한 시를 남겼다.

양생의 도는 정액을 보배로 삼는다.

이 중요한 보배를 잘 간직해라.

여자의 몸에 들어가면 아이가 잉태하고

제 몸에 간직하면 자기 몸을 살려준다.

아이 밸 때 쓰는 것도 삼가거늘

이 귀한 보배를 함부로 쓸 것인가.

없어지고 훼손됨을 자나깨나 깨닫지 않으면 수명이 단축되리라.

1900년 전후, 미국과 유럽에서는 회춘 열풍이 불었다.

광풍이었다.

"지금 최고의 화제는 세카르 영약.

골골하는 늙은이를 젊은이로 만들어 준다네.

이젠 약값도 필요 없고 병원비도 필요 없네.

교회 흙 마당에 사람들을 묻을 일도 없다네."

세카르의 영약은 젊은 개의 고환을 으깨서 추출한 액체에 고환의

혈액과 정액을 섞어 주사액으로 만든 것이었다.

다음으로 유행한 것이 슈타이나흐 수술로 인간의 원기를 깜짝 놀
라게 회복시킨다고 했다.
이 수술은 유럽의 남성 지식인 사이에 엄청난 인기를 얻었다.
여자들은 할 수 없는 오직 남자만 할 수 있는 수술이었다.

남근 문제에 일가견이 있는 남자,
뭐든지 섹스로 연결시켜 세계적인 명성을 얻은 오스트리아 심리
학자 지그문트 프로이트도 이 수술을 받고 말했다.
"나는 아주 만족스럽다."

슈타이나흐 수술이 대관절 뭐냐?
슈타이나흐 수술은 정관 차단 수술이었다.
정관은 정자가 이동하는 통로로 이곳을 차단하면 고환에서 생성
된 정자들이 사정할 때 나오지 않고 부고환에 머물러 있다가 다시
체내로 흡수된다.

지금은 정관수술이 정력을 키워준다고 믿는 바보가 없다.
정액은 정자를 포함해 많은 영양물질이 있지만 알맞게 사정해야
새 정액이 생긴다.
프로이트보다 300년을 앞선 허준 선생의 탁견에 존경을 보낸다.

48

내 뒤에서 걷지 마라

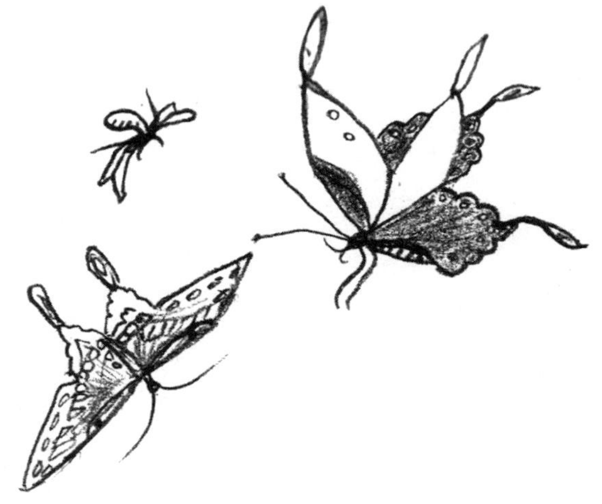

난 그대를 이끌고 싶지 않다.
내 앞에서 걷지 마라.
난 그대를 따르고 싶지 않다.
다만 내 옆에서 걸어라.
우리들이 하나가 될 수 있도록

– 인디안 유트족의 금언

나에게 많은 것을 기대하지 말라.
산으로 가라.
우리들은 서로에게 많은 답을 기대한다.
산은 모든 사람에 대한 대답을 안다.
그곳에는 매일 새로운 해답이 있다.

– 라인홀트 메스너

49

안나푸르나

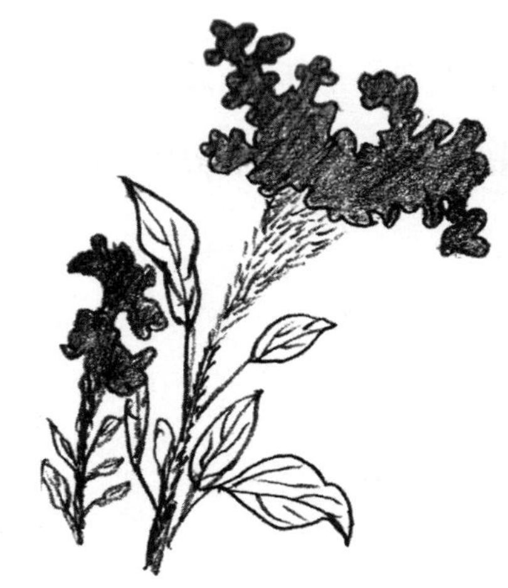

입이 벌어질 정도로 어마어마한
남벽 아래서 긴 호흡 한 번 내쉬고
우리는 없는 길을 가야 한다.
길은 오로지 우리 몸속에 있다는 것을
깨달으며 밀고 나가야 한다.
어떤 행운도 어떤 요행도 없고,
위로도 아래로도 나 있지 않은 길을
살아서 돌아와야 한다.

안나푸르나에 찾아간 젊은이는 이 일기를 남기고 돌아오지 않았다.
그는 영원히 안나푸르나 품에 안겼다.

50
환자에게 치명적인 독은
가짜 희망이다

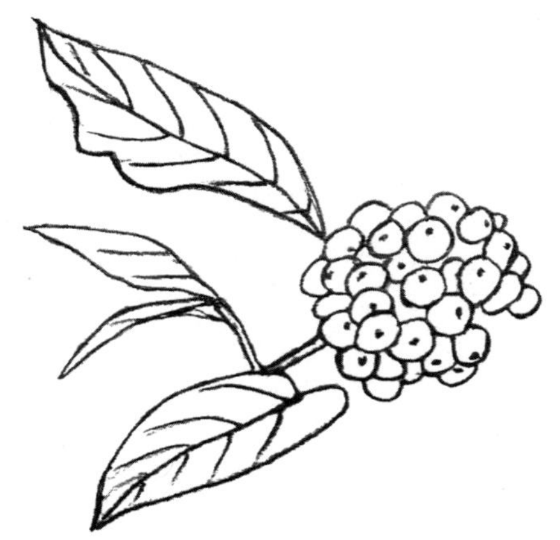

나치 강제수용소에는 유대인들이 모여 있었다.

그들의 가장 큰 고통은 무엇이었을까?

모든 게 다 힘들었지만 가장 큰 어려움은 언제 이것이 끝나는지 알 수 없는 것이었다.

한때 유명했던 음악가는 "꿈에서 누가 내 고통이 1945년 3월 30일에 끝난다."고 했다.

그는 그 날을 손꼽아 기다리며 희망을 가졌다.

그 날이 왔다. 고통은 끝나지 않았다.

하루 전부터 갑자기 아프더니 이틀 만에 세상을 떠났다.

이 수용소에서 살아난 빅터 프랭클은 그때 기억을 묶어 '죽음의 수용소에서'를 썼다.

그는 제일 위험한 것으로 근거 없는 낙관이나 희망을 꼽았다.

음악가의 사망원인은 발진티푸스였지만 희망이 사라지자 면역력이 약해져 죽은 것이다.

근거 없는 희망은 가짜 희망이다. 이 희망은 큰 절망을 부른다.

방탄소년단이 말했다.

"노래 만들고 춤추다 보면 막다른 골목에 다다를 때가 있다. 머릿속이 새하얗게 변해 더는 앞으로 나가기 어려울 때, '딱 한 번만 더' 이 생각이 나를 일으켜 세운다."

희망은 우연에 기대어 갖는 게 아니다.
그건 잘못된 희망이다.
올바른 희망은 절망의 끝에서 한 번 더 힘을 내는 것이다.
'나약해지지 않으면서 있는 그대로 고통과 싸우는 것, 이게 진짜 희망이다.'
프랭클이 죽음의 수용소에서 살아남은 이유다.

불치병 환자는 죽음의 최전선에 있다.
막다른 골목에 있다.
그들의 앞에는 천 길 낭떠러지가 있다.
그들은 제일 힘든 고통과 있는 그대로 싸우며 하루하루를 보낸다.

"차라리 고통 속에 인생의 기쁨이 있다.
풍파 없는 항해는 얼마나 단조로운가?
고난이 심할수록 내 가슴은 뛴다."
이건 세상 물정을 모르는 인간의 무책임한 말이다.
추상 세계에 사는 철없는 사람의 말이다.

그게 누구인가?

철학자 프리드리히 니체다.

옆에 있다면 알밤을 몇 개 먹이며 한마디 할 텐데…

"정신 차려, 이 멍청아!"

51

무모하게 열심히 살자

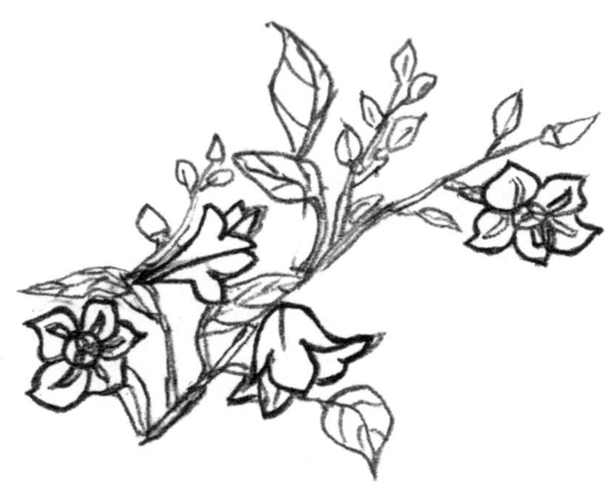

'100세 시대'다.

누구나 "100살까지 살겠구나." 한다.

과연 그럴까?

김칫국 마시지 마라.

아래 자료를 보면 80살까지 사는 것도 만만치 않다.

(1) 우리나라 총인구

2020년 6월 말 기준 인구 : 대한민국 총 51,801,449명

남자: 25,861,116명

여자: 25,940,333명

세대수: 21,825,601

(2) 도시와 도의 인구

• 서울: 9,814,049명

• 부산: 3,455,611명

• 인천: 2,953,883명

• 대구: 2,469,617명

• 대전: 1,494,878명

• 광주: 1,460,745명

- 울산: 1,159,594명

- 세종: 330,332명

- 경기: 12,975,176명

- 경남: 3,377,483명

- 경북: 2,681,090명

- 충남: 2,122,220명

- 전남: 1,887,991명

- 전북: 1,844,639명

- 충북: 1,595,772명

- 강원: 1,544,843명

- 제주: 663,526명

(3) 연령별 인구

- 71세: 277,387명

- 72세: 240,644명

- 73세: 239,246명

- 74세: 202,376명

- 75세: 182,172명

- 76세: 171,489명

- 77세: 153,481명

- 78세: 133,408명

• 79세: 126,300명

• 80세: 102,370명

• 81세: 97,963명

• 82세: 91,308명

• 83세: 75,676명

• 84세: 65,002명

• 85세: 52,099명

• 86세: 36,728명

• 87세: 31,684명

• 88세: 26,992명

• 89세: 24,019명

• 90세: 16,019명

• 91세: 2,396명

• 92세: 9,969명

• 93세: 7,273명

• 94세: 5,117명

• 95세: 3,975명

• 96세: 2,602명

• 97세: 1,773명

• 98세: 1,071명

• 99세: 648명

(4) 연령별 생존확률

- 70세 생존확률 86%

- 75세 생존확률 54%

- 80세 생존확률 30%

- 85세 생존확률 15%

- 90세 생존확률 5%

90세가 되면 100명 중 5명만 산다.

80세가 되면 100명 중 30명만 산다.

건강하게 살 수 있는 평균 나이는 76세~78세다.

[통계청: 국민연금공단 – 건강보험공단 공동조사]

아프지 말고 건강하게 살아야지.

아프면서 사는 건 재앙이다.

물만 잘 먹어도 원하는 목표를 이룰 수 있다.

인체의 70%는 물, 혈액의 50%는 물이다.

뭔 물을 먹느냐?

이게 문제다.

숭늉, 이것만 잘 먹으면 80점은 된다.

또 하나 "오늘 살 줄만 알고 내일 죽을 줄 모르는 인간의 한계성
이야말로 세상을 움직이는 원동력이다."
박완서 작가의 말이다.

무모하게 열심히 살자.
하늘은 따지지 않고 무모하게 열심히 사는 사람들에게 박수와 갈
채를 보낸다.

52

내가 술로 몸이 망가졌다고?

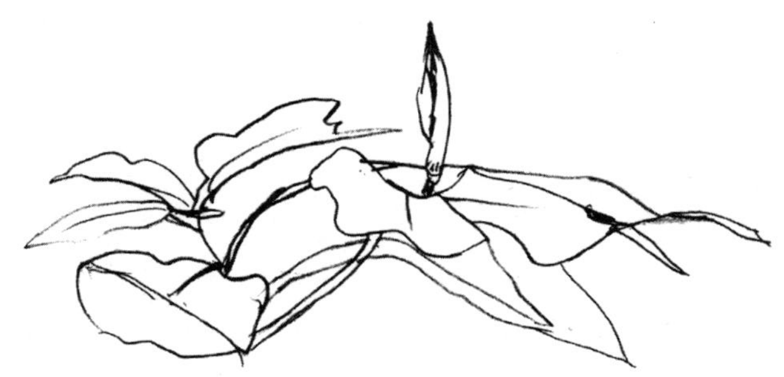

1987년 봄, 반독재 민주화 열기가 온 거리를 가득 채웠다.

어느 날, 경기도 요시찰 인물 1호 김오일 선생, '관철동 디오게네스' 민병산 선생, 반체제 문인들의 대부 채현국 선생이 시인 천상병을 데리고 나에게 왔다.

일행은 천 시인의 부인 목 여사가 운영하는 인사동 카페 '귀천'에서 만나 이야기를 하다 복수가 차 숨을 헐떡거리는 천상병을 데리고 서울대병원에 갔다.

의사는 만삭의 임산부처럼 잔뜩 부푼 시인의 배를 눌러 보더니 말했다.

"집에 가 편히 쉬고 먹고 싶은 게 있으면 마음대로 드세요."

쓸데없이 검사다, 뭐다 하며 돈 쓰지 말고 집에 가 죽을 준비하라는 의사의 따듯한 배려였다. 눈치가 전혀 없다고 세상에 알려진 천상병은 실제로는 눈치가 9단이었다. 병원 응급실을 나서면서 하늘을 쳐다본 천상병이 독백을 했다.

"더 이상 가망 없다는 말이구나. 이제는 다 살았다는 소리네."

일행은 병원 입구에서 택시를 기다렸다.

대학로에는 젊은이들이 떼를 이뤄 다녔다. 마침 초등학생들이 지

나가면서 조잘거렸다. 천 시인은 아이들을 보고 말했다.

"고놈, 예쁘게 생겼네."

"요놈은 아주 똑똑하게 생겼네."

그는 소풍 나온 젊은이처럼 즐겁게 떠들었다. 일행은 어이가 없었다. 방금 사형선고를 받은 사람이, 그것도 한국 최고의 의료진에게 금방 죽는다는 진단을 받은 사람이 저렇게 태평할 수 있을까?

그들은 혹시나 해서 나를 찾아왔다.

그의 배는 잔뜩 부풀었고 돌처럼 딱딱했다. 이렇게 되려면 오랫동안 고생했을 텐데 그는 한 번도 병원에 가거나 약을 먹거나 누구와 상의도 하지 않았다.

복수(Ascites)는 혈액에 있는 일부 액체 성분이 혈관에서 나와 복강에 고이는 것이다. 이뇨제도 소용없고 주사로 뽑아도 소용없다. 치료제가 없다. 죽는 길뿐이다.

염분을 덜 먹고 체내 수분은 소변을 통해 잘 빠지도록 해야 하는데 이게 엄청 어렵다. 이뇨에 좋다는 호박 물이나 옥수수수염 물을 먹으면 이뇨는커녕 복수만 늘어난다.

'윤동주, 이육사'

이들은 독립운동을 하다 모진 매를 맞고 20대, 40대 나이에 감옥에서 죽었다.

'이상'

그는 감옥에서 병보석으로 풀려났지만 얼마 지나지 않아 죽었다.

그의 나이 27세였다.

'천상병'

그는 동백림 사건에 연루돼 군사정권이 가한 고문을 받고 30년간 고생했다.

간경화 복수가 심해 죽음 직전에 나에게 왔다.

우리는 아우슈비츠 유대인 수용소 이야기는 잘 안다.

그런데 왜정시대 독립투사나 반독재 투쟁 인사들의 이야기는 잘 모른다. 무수한 사람들이 고문으로 죽거나 폐인이 되었다. 이런 횡포는 군사정권으로 이어지고 천상병도 그런 희생자의 하나였다.

천상병은 천진무구한 어린이의 눈과 마음이 있었다.

이러한 마음은 도를 닦는 사람들이 추구하는 해탈의 경지다. 불치병에 걸리면 불치병으로 죽는 게 아니고 기가 꺾여 미리 죽는다. 도인들은 삶과 죽음에 매이지 않는다. 불치병, 난치병에 기죽지 않는다.

기는 모든 생명체의 기본이다. 기가 살면 살고 기가 죽으면 죽는다. 불치병이나 죽음을 고통이나 실패가 아닌 삶의 한 과정으로 여기면 기가 죽을 리 없다.

나 하늘로 돌아가리라
새벽빛 와 닿아 스러지는
이슬 더불어 손에 손을 잡고,

나 하늘로 돌아가리라
노을빛 함께 단 둘이서
기슭에서 놀다가 구름 손짓하며는

나 하늘로 돌아가리라
아름다운 이 세상 소풍 끝나는 날,
가서, 아름다웠다고 말하리라…

1967년 동백림 사건에 연루돼 모진 고문으로 폐인이 된 천상병은 1979년 시 '귀천'을 발표했다. 그는 군사정권의 횡포도 삶의 한 부분으로 여겨 해탈시 '귀천'을 쓸 수 있었다.
내가 그에게 처방을 할 수 있는 건 한계가 있었다. 염분 줄이고 20년 된 간장을 찍어 먹고 숭늉을 씹어 먹게 하고 이뇨에 도움이 되는 처방을 했다.

6개월쯤 지나 그는 병원으로 갔다. 친지들의 도움으로 병원 생활을 했다.

그는 6년을 더 살았다. 동백림 사건 이후 거의 40년을 살았다.

"내 육십을 돌아보면 나도 별나게 제멋대로 인생을 살아왔다. 20대에 문인이 되어 음악을 논하고 문학을 논하며 많은 술을 마셨다. 그로 인하여 몇 번의 병원 신세도 졌다. 그리고 다정한 친구로 인해 동백림 사건에 걸려들어 심한 전기고문을 세 번 받았고 그로 인해 정신병원에도 갔고 아이를 낳지 못하는 몸이 되었지만 나는 지금의 좋은 아내를 얻었다."

고문을 받았지만 진실과 고통은 어느 쪽이 강자인지를 나타내주었기 때문에 나는 진실 앞에 당당히 설 수 있었던 것이다.
남들은 내가 술로 인해 망가졌다고 말하지만 잘 모르는 사람들의 추측일 뿐이다.

'천상병 전집'에서
'누우면 죽고 걸으면 산다2'에서 발췌

53

행복한 사람,
가장 행복한 사람

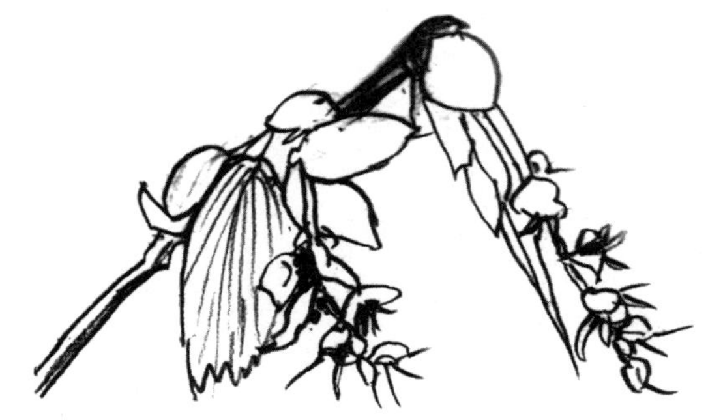

행복한 사람은?

갖고 있는 것과 갖고 싶은 것의 차이가 적은 사람이다.

가장 행복한 사람은?

모진 역경에서도 바늘구멍 만한 고마움을 찾아 하루하루 즐겁게
지내는 사람이다.

미국 화가 '워너 솔맨'은 예수님의 초상화 'Head of Christ'를 그
렸다. 그의 그림책은 1940년도에 500만 부 이상 팔렸고 오늘날까
지 가장 많이 알려진 예수 그리스도의 모습이 되었다.

1917년, 솔맨은 결혼한 지 얼마 후 죽을 병에 걸렸다.
의사가 말했다.
"당신은 임파선 결핵이요. 길어야 석 달…"(항생제가 나오기 전에
결핵은 치명적인 병이었다.)

그의 아내는 유명한 가수로 임신 중이었다.
솔맨은 아내에게 미안하고 곧 태어날 아이를 생각하면 괴로워 잠
을 잘 수 없었다.

그가 절망에 빠지자 아내가 위로했다.

"여보! 석 달 밖에 못 사는 게 아니고 하느님께서 석 달을 주셨어요. 아무도 원망하지 말아요. 천금 같은 석 달을 만금으로 만들어요. 석 달이나 준 하느님께 감사해요."

솔맨은 남은 석 달 동안 감사하며 열심히 살겠다고 마음을 고쳐먹었다.
그는 아주 작은 것에 감사하고 모든 것에 감사했다.
자기 생애의 마지막 작품 'Head Of Christ'를 감사하면서 기분 좋게 그렸다.

3개월이 지났다. 죽지 않았다.
병원에 갔다. 임파선 결핵이 깨끗이 사라졌다.

"석 달 동안 무슨 약을 먹었지요?"
"아내가 주는 약을 먹었어요."
"그게 뭔 약이지요?"
"'감사'라는 약이지요."
"그게 명약입니다."
감사는 최고의 해독제고 최고의 치료제 입니다.

-받은 글에서 발췌

☆ 행복한 사람은?
갖고 있는 것과 갖고 싶은 것의 차이가 적은 사람이다.

☆ 가장 행복한 사람은?
모진 역경에서도 바늘구멍 만한 고마움을 찾아
하루하루 즐겁게 지내는 사람이다.

54

헤어질 결심

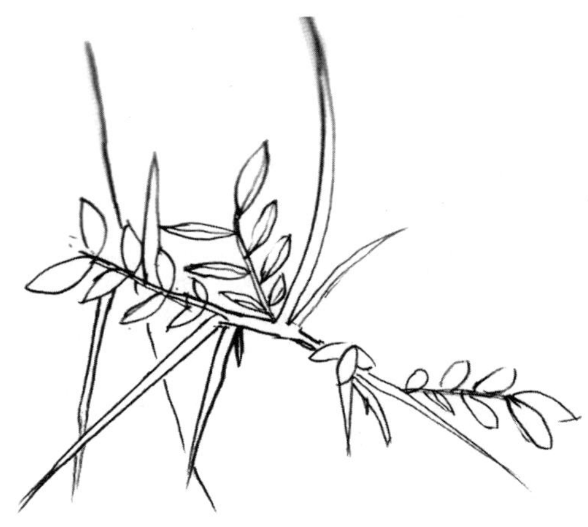

그는 암 종합세트였다.

식도암, 위암, 갑상선암, 간암이 온몸을 점령했다.

음식은커녕 물도 넘기기 어려웠다.

몇 년 사이에 80kg이 넘던 체중이 40kg 이하로 갔다.

사람은 죽기 직전, 물 마시는 게 어렵다.

물이 목으로 넘어가는 게 힘들다.

숨쉬기가 어렵다. 그러다 숨을 못 쉬고 죽는다.

그는 몇 년 전, 위암 진단을 받았다. 수술을 했다.

이 년이 지났다. 식도로 전이되었다. 항암치료를 받았다.

일 년이 지났다. 갑상선으로 전이되었다. 방사선치료를 했다.

암세포가 위장, 식도, 갑상선, 간, 신장을 점령했다.

여러 가지 병이라 여러 가지 약을 먹었다.

미국에 가 엄청나게 비싼 치료도 하고 중국에 가 엄청 비싼 한약
과 기능식품도 먹었다. 치료를 할수록, 약을 먹을수록 그는 점
점 죽음으로 다가섰다.

더 갈 곳이 없었다. 막장에 도착했다.

병원 치료를 포기했다. 모든 약과 건강기능식품을 버렸다.

죽을 때가 되자 철이 들었다.

"집에서 태어나 집에서 죽던 사람들이 어느 날부터 병원에서 태어나 병원에서 죽다니"

70세가 넘으면 당장 죽어도 좋다고 했는데 조금 더 살려고 수술, 항암치료, 방사선치료를 하고 약을 잔뜩 먹으면서 75세까지 구질구질하게 버텨 오다니 부끄럽다.

노인들은 집에서 죽기를 바란다.

집 밖에서 죽으면 객사라고 한다.

2021년, 의료기관에서 죽은 노인은 74.8%, 집에서 죽은 노인은 16.5%다.(통계청 자료)

거의 5명 노인 중 4명이 집 밖에서 객사를 한 셈이다.

그는 헤어질 결심을 했다.

자기 목숨과 더 이상 같이 있을 이유가 없었다.

번거롭게 스위스까지 가 안락사 할 필요가 없었다.

유언장을 작성하고 자기 방에 들어가 문을 잠갔다.

'음식은커녕 물 한 방울도 안 마시면 열흘 안에는 죽을 테지.

면암 최익현 선생도 내 나이에 대마도 감옥에서 죽었지.

왜놈 것은 음식은 물론 물도 마시지 않겠다고 버티다 보름 만
에 죽었지.'

유언장을 작정하자 가슴을 누르던 큰 바위가 사라졌다.
바위가 사라지자 몸이 가벼워졌다.
죽을 작정을 하자 죽도록 아픈 게 별 것 아니었다.
'이 통증도 얼마 후 작별이구나.'

한 주일이 지났다.
기다리는 죽음은 안 오고 심한 갈증이 왔다.
'이왕 죽을 거 물이나 한 번 먹고 죽자.'
검은 숭늉을 마셨다.
두 잔이나 먹었다. 꼭꼭 씹어서 먹었다.
배가 억수로 고팠다.
'이왕 죽을 거 밥이나 한 번 먹고 죽자.'
현미 누룽지를 숭늉에 타 먹었다.
그는 평소 현미밥을 먹지 못했는데 뜨거운 숭늉에 탄 현미 누룽지
를 오래오래 씹어먹자 목을 넘어가고 위장을 통과했다.
50번 이상 씹었다.
10년 넘은 간장을 반찬으로 삼았다.

그가 유언장을 작성하고 '죽음의 방'으로 들어가자 '고요함'이 찾아왔다.

나를 버리자 내가 보였다. 그의 교만은 과다한 재산에서 나왔다. 자존감으로 위장한 교만한 마음이 고통이 되고 병이 되고 죽음이 되었다.

재산은 똥과 같다. 밭에 뿌리면 비료가 되지만 움켜쥐면 자신과 남에게 피해를 준다.

'병의 원인은 놔둔 채 결과만 고치려다 죽게 된 걸 죽을 때 알았으니 나도 참 어리석구나.'

그의 롤 모델은 토정 이지함, 디오게네스, 권정생이었다.

'강아지똥', '몽실 언니'의 작가 권정생은 그의 모든 재산과 인세를 북한 어린이 돕기에 쓰라는 유언을 남겼다. 그도 권정생처럼 전 재산을 북한 어린이 돕기에 쓰라는 유언장을 만들었다.

이제 나이 75세, 유언장을 쓰자 전신을 짓누르던 바위가 사라졌다. 이 바위를 몸에 올려 놓고 병을 고치려 하다니 어리석은 짓이었다. 바위를 치워 버리고 죽으려고 하자 물을 먹을 수 있고 밥을 먹을 수 있었다.

생각이 바뀌었다. 걷다가 죽기로 했다.

그는 넉넉한 집안에 태어나 양질의 학업을 마치고 부모가 남겨준 돈으로 부동산 투자만 했다. 서울이나 수도권 한복판에 있는 땅이나 집을 샀다.

수십 년간 산 땅이나 집은 무섭게 올라갔다. 큰 재산가가 되었다.

돈만 주면 하는 국회의원도 한 번 했다.

그는 어려운 사람을 만날 기회가 없었다.

어려운 사람들을 이해할 기회가 없었다.

도둑 맞으려면 개도 안 짖는다.

어느 날, 광화문을 지나는데 엄청 큰 건물의 사무실을 50% 할인해 판다는 된 광고가 눈에 띄었다.

부동산에 일가견이 있는 그는 많은 사무실을 샀다. 평생 꼼꼼하게 서류를 살피던 그가 놓친 게 있었다. 그 건물은 은행에 1차 저당이 돼 있었다.

원숭이도 나무에서 떨어진다더니…

건물 소유 회사는 엉뚱한 곳에 투자를 하다 거덜이 나고 그가 투자한 돈도 날아갔다.

변호사 말을 듣고 회사를 상대로 소송을 했다.

소송이 불리하게 되면서 혀의 맛을 잃었다.

귀도 잘 들리지 않았다. 소화가 계속 안됐다.

소송에 관련된 재산은 그의 재산에 10%도 되지 않았으나 평생 성
공만 한 그의 자존심은 실패를 인정할 수 없었다.
자존심이 병을 만들고 자존심이 병을 키우고 자존심이 그를 죽음
으로 안내했다.

어려움을 겪자 세상에는 어려운 사람이 많다는 것을 알았다.
아무리 노력해도 힘들게 사는 사람이 많다는 걸 70살이 넘어서
야 알았다.
내가 배고픔을 겪어야 남의 배고픔을 안다.
내가 고통을 겪어야 남의 고통을 안다.
그의 재산인 자존심은 교만한 마음, 이기심 덩어리였다.
똥을 밭에 뿌리지 않고 움켜쥐고 있었다.
살아있는 동안 어려운 이들을 돕기로 마음을 바꿨다.
쓰다가 남은 것은 유언장대로 북한 어린이를 돕기로 했다.

시장통도 둘러보고 여기저기 전국 오일장을 찾아 다녔다.
도와줄 사람이 많았다.
힘들게 열심히 사는 사람들이 그에게 기운을 주었다.
그의 머릿속에는 오직 '걷기'와 ' 돕기'만 있었다.

바쁘게 다니다 보니 아플 틈도 죽을 틈도 없었다.

6개월이 지났다. 죽지 않았다.

젓가락이던 장딴지가 통나무가 되었다.

근육이 생기자 기운이 생겼다.

기운이 생기자 자신이 생겼다.

아픈 곳은 많지만 버틸 만했다.

죽으려고 작정하자 죽음이 도망갔다.

농담할 여유가 생겼다.

'여자와 돈은 쫓아가면 도망간다더니 죽음도 닮았구나.'

병원에 갔다. 검사를 했다.

암세포는 여전히 많이 있지만 죽으려면 한참 있어야 했다.

의사가 말했다.

"이제는 항암치료를 할 수 있습니다."

그는 웃음이 나왔다.

'망치 든 놈은 세상이 다 못 대가리로 보인다는데 이놈은 암 환자
를 보면 항암 치료만 생각하는구나.'

55

전쟁이 나면
앉은뱅이도 뜀박질을 한다

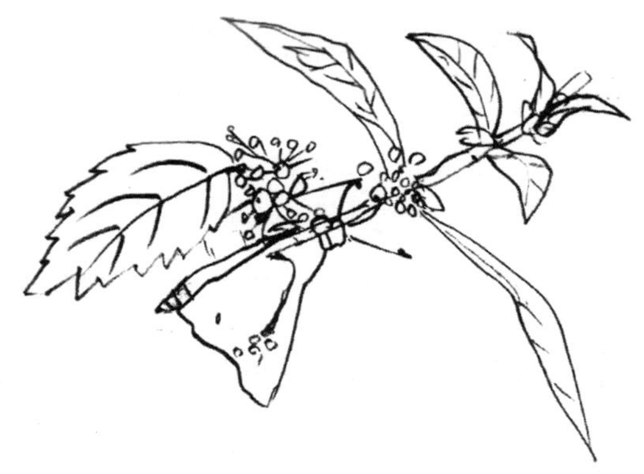

그는 무릎이 아팠다. 죽을 듯 아팠다.

몇 년 전부터 앓던 신장암, 폐암이 무릎으로 전이되었다.

항암치료를 해 암세포를 작게 한 후 수술을 하고 방사선치료를
했다.

의사가 회진을 왔다.

보호자가 물었다.

"선생님, 방사선 치료를 해도 여전히 걷기가 힘들고 무릎이 아프
대요."

"목발 짚고 다니세요."

"평생 목발을 짚어야 하나요?"

의사는 환자 앞에서 말했다.

"얼마 살지도 못할 텐데 평생은 뭘…"

의사는 입원환자가 많은 병실에서 충격적인 말을 아무렇지도 않
게 말했다.

보호자가 흥분했다. 욕설이 나왔다.

"이놈아! 그럴 거면 수술은 왜 하고 항암치료는 왜 하고 방사선치
료는 왜 했냐?

"얼마 후 죽을 거니 치료 같은 거 하지 말고 집으로 가 쉬세요. 이

렇게 말하는 게 올바른 의사 윤리 아니야? 매상을 올리려고 수술하고 항암치료를 하고 방사선치료를 하다니. 너희들은 야바위 사기꾼이야. 개X끼야! 파렴치범이야!
곧 죽을 거니까 치료 하느라 고생 마세요. 마음대로 먹고 편한 대로 사세요. 이렇게 말했어야지."

여인이 의사의 멱살을 잡고 욕설을 퍼부었다.
조폭 두목처럼 거들먹거리던 의사는 찍소리 못하고 인턴들과 재빨리 병실을 빠져 나갔다.
"개자식들! 이런 사기꾼들에게 목숨을 맡기다니"
한 번 욕을 하자 여인은 평생 욕설을 하던 사람처럼 변했다.

남편에게 말했다.
"나갑시다. 이 사기꾼 소굴에서"
남편도 화가 잔뜩 났다.
"그래, 당장 나가자. 이런 데 있을 필요 없어."

그는 벌떡 일어나 옷을 갈아 입고 퇴원 준비를 했다.
"잠깐만 나 화장실에 다녀올게."
남편은 화장실에 다녀와 말했다.
"나 뭐 변한 거 없어? 이상한 거 없어?"

그동안 남편은 휠체어에 앉아 움직이거나 목발을 짚어야 걸었다.

그런데 그는 휠체어나 목발 없이 화장실을 다녀왔다.

남편이 소리쳤다.

"휠체어 버려! 목발 버려! 나 혼자 걸을 수 있어. 내 병 내가 고칠 거야."

전쟁이 나면 앉은뱅이도 뜀박질을 한다.

56

엄청난 고통, 위대한 업적

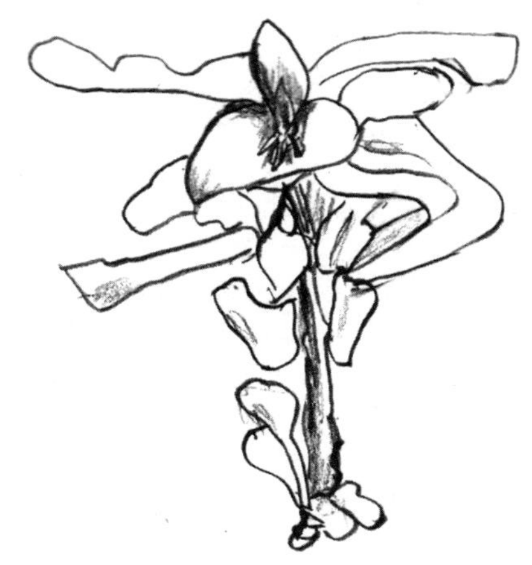

엄마는 아빠의 많은 계집질로 화병을 얻었다.

화병으로 몸이 쇠약해졌다.

학질에 걸려 여러 차례 죽을 뻔 했다.

학질을 뗀다는 아주 큰 어려움을 이겨내는 것을 말한다.

아빠는 엄마의 남자 형제 4명을 죽였다.

20대 초반에 엄마가 죽었다. 효자인 아들에게 큰 충격이었다.

그는 어려서 결혼했다. 장인은 맞아 죽고 장모는 노비가 되었다.

마음 고생은 불치병, 난치병으로 이어졌다.

그는 평생 고약한 질병들을 달고 살다가 50대에 죽었다.

개인의 불행은 때때로 위대한 업적으로 승화된다.

조선의 위대한 왕, 단군 이후 최대의 왕 세종대왕은 뼈아픈 개인 사로 마음 고생을 많이 하고 육체적으로 고통 속에 시달렸으나 많은 공부를 하고 많은 치적을 남겼다.

그는 한글 창조라는 세계적인 발명을 하고 역사에 남았다.

내 제일 큰 소망은
휠체어에 앉을 수 있는 거야

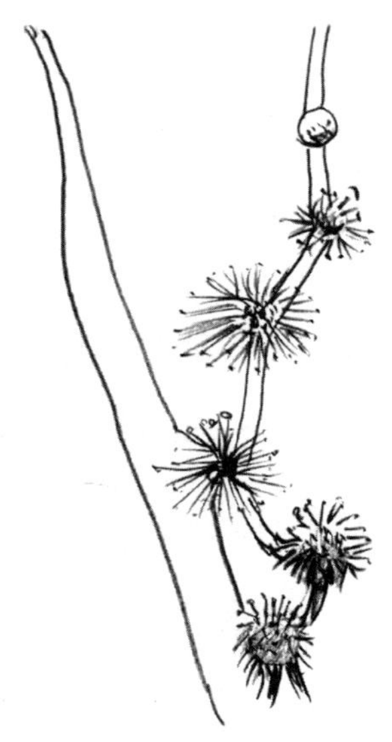

'노자'가 아침에 숲을 걸었다.

눈이 많이 내렸다.

그때 어디선가 요란한 소리가 났다.

노자가 고개를 돌려보니 굵은 가지들이 부러지는 소리였다.

처음에는 눈의 무게를 지탱하고 있었지만 점차 무거워지는 눈덩이를 감당하지 못하고 요란한 소리를 내며 부러졌다.

반면 작은 가지들은 눈이 쌓이면 휘어져 눈을 아래로 떨어뜨린 후 원상태로 돌아왔다.

노자가 생각했다.

저 나뭇가지처럼 형태를 구부리고 변화하는 것이 뻣뻣하게 버티는 것보다 훨씬 더 낫구나.

부드러움은 단단함을 이긴다. 부드러움은 자신을 낮추는 것이다.

자신을 낮춰 상대의 의견을 존중하는 게 세상에 적응하는 지혜구나.

그가 누워서 생활한 지 10년 가까이 되었다.

그의 소망은 잠시라도 휠체어에 앉아 있는 것이다.

그는 숨 쉬고 밥 먹는 것을 고맙게 여기며 인터넷을 보고 틈나면 글을 쓴다.

그는 많이 아프다. 굉장히 많이 아프다.
말기암 환자처럼 고단위 마약성 진통제가 필요하다.
그는 이러한 통증들을 숨 쉬듯 밥 먹듯 달고 산다.
그의 글쓰기는 진통제다. 글을 쓰다 보면 아픈 걸 잊는다.
안 아픈 날이 거의 없다. 간혹 안 아프면 생각한다.
'내가 그만 죽으려나'

'강간을 피할 수 없으면 즐겨라.'
말 같지 않은 이 말은 미국 육군사관학교에서 자주 인용하는 말이
다. 전쟁터에서 영웅처럼 굴다가 죽지 말고 포로가 되라는 말이
다. 죽은 영웅보다 살아있는 포로가 낫다.

그는 통증을 적군이 아닌 아군으로 여긴다.
질병과 면역세력이 싸우는 전쟁 상황이 통증이다.
'통증이 있는 한 나는 살아 있다. '
'통증아! 고맙다.'
통증을 고맙게 여기고 진통제를 안 쓰고 버틴다.
통증이 심하면 중앙정보부에서 고문 당할 때를 생각하며 버틴다.
중정에서 심한 고문을 당해 인생 막장을 겪은 게 그의 삶에 도움

이 된다. 버티면 견딘다. 견디면 참을 만해진다.

안중근 의사는 왜놈들에게 엄청난 고문을 당했다.
상상할 수 없는 차라리 죽는 게 훨씬 좋은 무지막지한 고문을 여
러 달 겪었다.
안 의사는 버텼다. 안 의사는 견뎠다.
죽음으로 뜻을 이룬 안 의사의 숭고한 인간 의지, 존엄한 인간 의
지는 일본인들을 감동시켰다.

그는 아침마다 30살 먹은, 그의 나이에 절반도 안 되는 안중근 의
사의 의지를 생각하며 견딘다. 중앙정보부 서울 분실에서 겪은 고
문들을 반추하며 견딘다.
그의 좌우명이 있다.

'내가 약하면 친구도 적이 되지만 내가 강하면 적도 친구가 된다.
질병도 마찬가지다. 아무리 심한 고통도 견디면 이긴다.'
칠순 때, 그는 묘비명을 만들었다.
'아주 옛날 나는 존재하지 않았다. 그 후 나는 존재했다.
이제 나는 존재하지 않는다. 아무렴 어떤가? 그냥 왔다가 그냥 살
다가 그냥 떠난다.'

58

신념이 기적이다

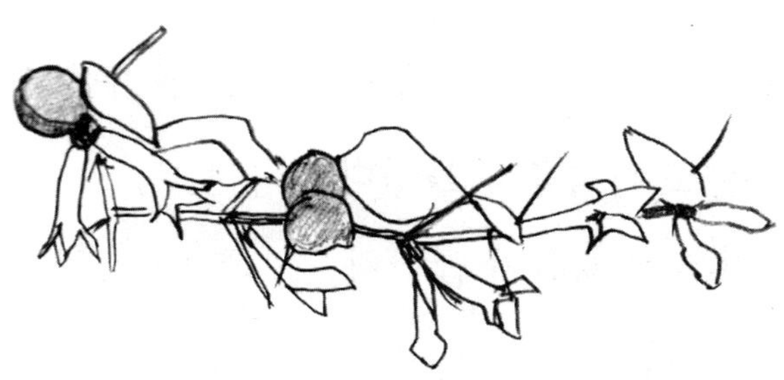

죽음의 공포…

죽음의 공포 앞에서 당당할 수 있는 사람은 이 세상 어디에도 없다.

한 명도 없다. 미친 놈을 빼면…

예수님도 십자가에 매달려 외쳤다.

"엘리 엘리 사박다니(주여! 어찌 나를 버리십니까?)"

"둠 스피로 스페로(숨을 쉬는 한 희망은 있다.)"

아무리 어려움이 닥쳐도 내가 숨을 쉬고 있는지 살펴라.

사는 것은 언제나 고통이다. 죽음과 마주 선 상황이 끊임없이 다가온다.

글쓰기는 고통이다. 그것도 커다란 고통이다.

미지의 세계를 찾아가는, 없는 길을 만들어가는 인고의 길이다.

고통이 없으면 좋은 글도 없다.

숨을 쉬고 있는 한 누구나 희망은 있다.

글쓰기도 이렇게 어려운데 먹을 게 없는 사람은 어떨까?

죽음을 앞에 둔 환자는 얼마나 힘들까?

그들은 글 쓰는 사람의 백 배, 천 배의 고통을 겪는다.

후성유전학 DNA는 불변이 아니다.

인간은 신념에 따라 DNA도 바꾸는 비상한 능력이 있다는 걸 증명한 학설이다.

아무리 어려운 병도 이겨낼 수 있다.

사람들은 기적이라고 한다.

신념이 기적이다.

59

실버 모델

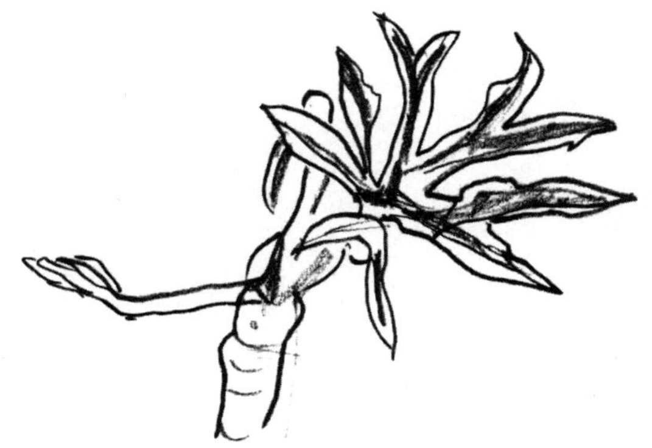

멋진 남자가 왔다.

금년 62세, 체격도 좋고 인상은 더 좋았다

2년 전, 간경변 진단을 받았지요. 병원에서도 할 게 별로 없고 나도 병원치료를 받을 생각이 추호도 없어요.

친지가 그를 소개했다.

그는 병원을 하다가 10여 년 전, 벤처 사업에 뛰어들었다. 금융위기 때 회사는 파탄이 났다. 회사가 무너지자 간경변이 찾아왔다.

다시 회사를 차릴 기력도 없고 상황도 안 되었다.

그는 나에게 와서 치료를 했다. 잘 먹고 기분 좋게 잘 지냈다.

어느 날, 배에 복수가 차고 다리가 부어 올랐다.

여러 가지 치료를 시도를 했으나 듣지 않았다. 그는 이뇨제의 장단점을 잘 알아 이뇨제 처방을 받지 않았다. 간경변 환자는 복수로 배가 부어 오를 때 호박 물이나 옥수수수염 물, 쑥 물을 먹으면 배가 더 커지는 수가 많다.

한약 처방을 하고 공진단 추출액을 부어 오른 다리에 바르게 했다.

그는 약을 먹은 지 이틀 만에 심하게 설사가 났다.

사흘 째 약을 먹자 온 몸이 노랗게 되고 소변이 막혔다.

그는 119 구급차를 타고 병원 응급실에 갔다.

병원에서 응급치료를 한 후 연락이 왔다.

"약을 먹던 첫 날 아내와 심하게 다퉜어요. 평소 의부증이 있던 아내는 딸과 나 사이를 의심했지요. 아내는 처녀 때 탤런트로 단역을 맡아 활동했지요. 나에게 시집온 후 연기생활을 접었어요. 딸이 엄마를 닮아 탤런트가 돼 인기를 얻었지요. 아내는 딸을 질투 하더니 딸과 나 사이에 뭔가 있다고 여겼지요. 아내와 심하게 다투자 밤새도록 설사가 났어요."

다음 날, 약을 먹고 참선을 하는데 아내가 또 강짜를 부렸어요.

"당신, 예슬이와 했지?"

예슬이는 제 딸 이름이에요.

아내가 미친 개처럼 눈에 불을 뿜으며 대들자 나도 이성을 잃었지요. 아내의 뺨을 때리자 그는 내 남성을 발로 차고 얼굴을 물었어요. 개판으로 싸움을 했지요.

나는 간경변 초기부터 사내 구실을 못했지요. 정확히 회사가 위기에 몰린 때부터 발기가 안됐어요. 비아그라를 아무리 먹어도 소식이 없었어요.

여자와 담을 쌓았어요. 그런데 아내는 이때부터 예슬이와 나 사이에 뭔 일이 있다고 강짜를 부리기 시작했어요.

일주일에 두세 차례 부부관계를 해야 아내는 얼굴에 화색이 도는 체질이었어요.

밥은 안 먹어도 되지만 섹스를 안 하면 못 견디는 체질이었어요.

결혼 초기에는 날마다, 30대에는 일주일에 서너 차례, 40대부터 50대까지는 일주일에 두세 번의 관계를 원했지요. 50대부터는 부부관계가 고역이지만 내색을 안 했어요. 속으로는 생각했지요.

"어디 가 바람을 피웠으면…"

60대에도 이태원에 가 흑인남자와 소통을 해야 몸이 풀릴 체질이에요. 간경변 환자가 됐는데도 아내는 여전히 나를 의심했으니 단단히 미친 거지요. 한약을 먹고 아내와 크게 싸우고 병원에 입원하고 여러 차례 반복했지요.

편지가 왔다.

"이제는 아픈 데가 없어요. 머리도 맑고 몸도 가벼워요.

밥 잘 먹고 산에 잘 다니고 복수도 전혀 없고…

이혼을 하고 법원에서 파산신청을 받았어요.

그러자 세상의 모든 근심 걱정이 사라졌지요.

섹스 마니아인 아내도 없고 돈 걱정을 안 하자 근심과 질병은 연기처럼 사라졌지요.

작은 섬에 가 의료 봉사를 하며 여생을 보내기로 했어요.

돈 벌 생각이 없으면 의사 생활은 천국이에요.

섬에서 환자를 조금 보고 낚시질을 하면서…"

60

숭늉의 마음

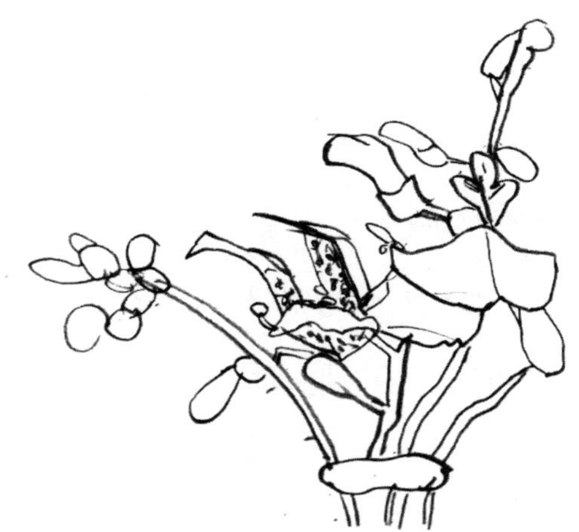

70대 아들이 연락을 했다.

"100세 가까운 모친이 식사는 물론 물도 드시는 걸 힘들어 합니다. 모친은 얼마 전까지 그림을 그리셨는데 지금은 힘이 없어 자꾸 누워 있으려고 합니다. 도움을 주십시오."

숭늉을 보냈다.

"백미나 현미밥에 진한 숭늉을 말아 50번 이상 씹어 드세요. 모친이 좋아하시는 농도로 숭늉을 만들어 수시로 물 대신 드시도록 하세요."

몇 달이 지났다.

7월부터 숭늉을 꾸준히 드시고 계신 어르신 아들이 문자를 보냈다.

"안녕하세요? 화타숭늉 꾸준히 잘 챙겨 드시고 계시는 저희 어머니 건강이 근래에 너무 좋아 지셨습니다.

98세를 바라보고 계신 데 검은 머리가 수북하게 새로 나고 석달 동안 병원도 한 번 안 가실 만큼 잘 지내십니다. 숭늉도 직접 끓여서 항상 곁에 놓고 챙겨 드십니다.

어떤 이유인지 정확히는 모르겠지만 저는 화타숭늉의 효과를 믿고 싶습니다."

요양원 노인들은 음식은커녕 물 먹기도 싫어한다.

암환자들이 항암치료, 방사선 치료를 하다 기운이 탈진하면 물도 넘기기 힘들게 된다. 물 먹기를 거부하는 것은 독소가 몸에 차 기능이 마비되어 더이상 물을 소화할 수 없다는 신호다.

죽음 직전의 신호다.

이런 사람들에게 숭늉을 주면 잘 먹는다. 왜 보통 물은 못 먹는 사람들이 숭늉은 잘 먹을 수 있을까?

숭늉은 해독기능이 있다. 환자나 노인들의 소변기능을 돕는다.

소변이 원만하게 나오면 독소도 함께 빠진다.

남자 노인들은 전립선, 여자 노인들은 요실금 증세가 개선된다.

독소를 배출하면 혈관이 깨끗해진다.

신장기능이 좋아진다. 신진대사가 잘 된다.

우리 몸의 기둥은 신장이다.

신장에서 깨끗하게 걸러낸 혈액이 온몸으로 흐른다.

간에 깨끗한 피가 공급되면 간 기능이 좋아지고 뇌 혈관에 깨끗한 피가 공급되면 뇌신경세포가 활성화된다. 신장기능이 제 역할을 하니 검은 머리가 수북이 나오고 아픈 곳이 없어진다.

아프다는 것은 몸 속의 독소가 기의 흐름을 막는 거다.

통하지 않고 막힌 게 통증이다.

깨끗한 혈액을 공급하면 기가 잘 흐르고 통증이 사라진다.

생기는 혈액순환을 시키는 살아있는 기운이다.

숭늉은 독소를 배출하고 혈액순환을 돕는 살아있는 기운의 원소다.

생기의 원천은 깨끗한 공기와 화타식 숭늉이다.

생기는 건강의 출발점이다.

☆ ☆ ☆

숭늉이나 커피나 녹차나 다 식품을 까맣게 태운 '블랙카본'이다.

그러면 커피나 녹차를 먹어도 되지 않을까?

커피나 녹차에는 카페인이 들어있다.

카페인 부작용은 누구나 안다.

마시는 양의 한계가 있다.

여러 해 숙성한 진창미 쌀로 지은 밥을 로스팅한 '화타숭늉'은 물
대신 하루종일 먹어도 된다.

말기 신부전증 환자를 제외하면 누구나 도움이 된다.

먹으면 먹을수록 좋다.

90세 이상의 노인들이 증명했으니 더 이상 설명할 필요가 없다.

61

내 얼굴이 내 건강이다

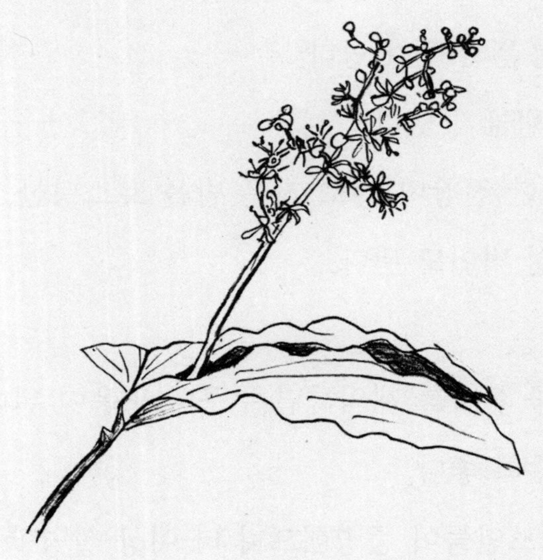

그는 서울 마장동 도살장 근처에서 악명 높던 놈으로 도박, 술, 여자에 돈을 홀딱 날리고 시골 장터로 온 조폭 출신이라는 소문이 났다.

그는 헤비급 씨름선수 같은 커다란 몸집에 얼굴에 칼자국이 있는 50대 남자로 점포를 얻어 정육점을 차릴 준비를 하고 있었다.

그가 장사를 하려고 하자 주위 상인들이 텃세를 부렸다.

"어쭈! 촌놈들이 사람을 몰라 보네."

그의 점포 앞에는 송혜교 닮은 가냘픈 50대 여인이 약초와 나물, 채소를 파는 가판을 벌여 놓고 있었다.

그는 여인에게 소리를 버럭 질렀다.

"아줌마, 가게 앞 가판대 즉시 치워. 죽지 않으려면"

'네, 빨리 치울 게요.' 할 줄 알았는데 여인이 더 큰 소리로 대거리를 했다.

"이 자식이 뭘 잘못 처먹었나? 혀 잘린 소리를 하게. 반말 밖에 못해?"

그보다 절반쯤 크기의 아줌마가 거칠게 대들었다.

화가 난 남자는 솥뚜껑만 한 손을 올리고 소리쳤다.

"이 촌년을 한 대 때리면 성냥갑 부서지는 소리가 나겠지. 죽고 싶어?"

잠시 후 꽥! 소리가 났다.

사내가 길바닥에 엎드려 급소를 움켜 잡고 신음소리를 냈다.

여인은 커다란 놈이 커다란 손을 올리고 협박하자 놈의 급소를 발로 걸어 찼다.(무하마드 알리나 드웨인 존슨도 이 급소를 제압 당하면 꼼짝 못한다.)

키 작은 여인은 사내와 마주 서면 사내의 불알을 손쉽게 찰 수 있는 조건을 갖췄다. 여인이 사내의 고환을 잽싸게 걸어 차자 그의 눈에서 번갯불이 번쩍하더니 심한 통증과 호흡 곤란이 왔다.

아무리 덩치가 크고 무술이 100단이라도 급소를 맞으면 절반쯤 죽는다. 이 비방을 사용하거나 방어하는 능력이 있어야 재야의 무술 고수가 된다.

전쟁이나 정치나 길바닥 싸움이나 수단 방법을 안 가리고 이기는 놈이 정의고 진리고 영웅이다.

일본의 진주만 습격은 대표적인 급소 공격이었다. 소인 일본이 거인 미국의 불알을 찼다.(조선왕조 말, 도둑놈 집단인 활빈당에서는 이 비방을 소중하게 여겼다. 예전에 경호권 발동에는 이것을 효율적으로 사용했다.)

여인은 칼 물고 뜀박질하는 시장통에서 이름난 꼴통이었다.

남자건 여자건 아무도 그를 건드리지 못했다.

동네 남자들이 수군거렸다.

"저 깡패 놈, 말벌 집을 쑤셨네."

아줌마는 '말벌집'으로 통했다. 한 번 건드리면 난리가 났다.

시장통 남자들은 '말벌집'이 쓰는 비장의 무기에 다 겁을 먹고 있었다.

여인은 두 번 결혼했다.

성직자인 첫 남편은 백마 탄 왕자였다.

그런데 이게 술을 마시면 개망나니가 되었다. 손버릇이 나빠 툭하면 여인을 때렸다. 이혼했다. 위자료 한 푼 못 받고 이혼 도장을 찍었다.

홀아비가 된 철학 교수와 재혼했다. 이놈은 의처증이 심했다.

맨정신으로도 여인을 때리고 술에 취하면 더 세게 여인을 팼다.

활빈당 후예인 친지가 여인에게 달했다.

"안 좋은 놈들은 한 번 여자를 때리면 재미가 들어 더 심하게 굴어. 비겁한 놈이 완장을 차면 더 무서운 거야. 이런 새끼들은 혼쭐을 내야 해. 평생 매만 맞고 살던가 내 말대로 하던가 마음대로 해."

그는 남편이 폭력을 쓸 때 급소를 발로 찼다.

벌렁 자빠진 남편은 부인이 한 대 더 차려고 하자 잘못했다고 빌었다. 평소 호랑이처럼 무섭게 굴던 남편이 깽깽거리는 똥개가 되었다.

"이런 한심한 놈, 너절한 놈, 걸레 같은 놈을 무서워 하다니 이런 걸 남편이라고 살다니…"

그는 두둑이 위자료를 챙기고 이혼했다. 다시는 결혼을 하지 않기로 했다.

그는 사내 경험이 너무 없었다.

사내도 소통의 대상인데 100여 명쯤 소통해야 자기와 어울리는 남자를 고를 수 있는 판단력이 생긴다.

남자도 역시 100여 명의 여자와 소통해야 자기와 어울리는 여자를 고를 안목이 생긴다. 소위 외궁합, 내궁합이 맞는 배필을 고를 능력이 생기는 것이다.

동물병원에서 족보만 보고 짝을 고르듯 궁합도 안 맞추고 후닥닥 결혼을 하면 사달이 난다.

이혼 후 그는 태권도와 권투를 배웠다.

결국 '급소차기'보다 더 효율적인 무술은 없었다. 발차기 연습만 했다. 사내들이 우습게 보였다. 남자에게 시달리는 여자는 이 호신술이 필수였다.

영웅 호걸, 사내 대장부라고 큰소리 치는 놈들을 보면 웃음이 나
왔다.
"자식들! 불알을 한 대 걷어 차면 똥개처럼 깨갱할 것들이…"

그는 도덕과 윤리라는 '마녀의 덫'을 벗어나 해방된 여자가 되었
다. 자유롭게 남자와 소통을 하고 전국의 산을 다니며 약초와 나
물을 채집했다.
한라산을 10번 오르고 백두대간을 3번 왕복했다.
이곳에 정착해 가판대를 마련하고 약초와 나물, 채소를 팔았다.
그는 사내들을 주무르는 재주를 터득해 다른 의미의 '말벌집'이
되었다. 시장통 아줌마들에게는 '공공의 적'이었다

조폭은 조그만 아줌마한테 혼쭐이 났다.
개망신을 당한 그는 동네 상인들에게 화풀이를 했다.
"어떤 놈이든 나와 봐라. 박살을 낼 테니"
말벌집이 사내에게 조용히 말했다.

"아저씨같이 힘 있고 멋진 분이 와 동네 못된 놈들을 혼내주니 동
네가 깨끗하게 되겠어요."
사내는 딱딱하게 굳어있던 얼굴을 펴며 대꾸했다.
"뭘요. 별 말씀을…"

그는 부드러운 얼굴, 흐물흐물한 마음씨를 가진 아저씨로 변하기
시작했다.

한 달도 되기 전에 '말벌집'은 '조폭'을 애완견 다루듯 했다.

이후 시장통은 못된 놈들이 사라지고 이웃 간 다정하게 지내는 곳
이 되었다.

덩치 큰 아저씨는 조폭이 본업이고 장사는 부업이었다.

그는 힘도 장사, 여자도 장사였다.

그는 많은 여자를 거느리는 탁월한 능력이 있었다.

그의 별명은 '마스터키'였다. 아무리 닫힌 여자도 열 수 있어 마스
터키로 통했다.

친구들이 부러워 했다.

"마스터키는 신의 은총을 받았어. 아무리 도도한 여자의 빗장도
풀 수 있으니…"

50대가 되자 사업은 기울어지고 술은 조금만 먹어도 정신 줄이
나가고 마스터키가 고장이 났다.

얼굴이 검게 되고 신경질이 늘어나고 주위 사람과 싸우고 툭하면
마누라를 때렸다.

장사는 망가지고 마누라는 젊은 점원과 도망갔다.

술독에 빠져 살았다. 술 먹을 힘도 없어지자 병원에 갔다.

의사가 말했다.

"간경화, 간암이에요. 입원 치료를 하세요."

마스터키는 병원 대신 산속을 택했다.

"기왕 죽을 거 병원에서 죽느니 산속에서 죽자."

'자연에 산다', '나는 자연인이다.'라는 TV 프로그램에는 죽을병에 걸린 사람이 산속에 가 자연식을 하며 문명과 멀리해 병을 고친 사례가 많았다.

그도 산에 가 병을 고치려 했다. 그런데 산속에 들어가 살려니 암담하고 막막했다.

평생 도시 한복판에서 제멋대로 살았는데 산에 가 뭘 하며 산단 말인가?

그는 등산이나 걷기를 싫어했다.

유도, 태권도, 권투 따위의 격투기만 운동으로 여겼다.

소고기, 돼지고기만 음식으로 봤는데 멍청하게 산길을 다니고 풀이나 뜯어 먹으며 산속에서 혼자 살다니 그냥 죽는 게 낫겠다 싶었다.

강원도로 갔다.

강원도 산속이 아닌 저잣거리에 정육점을 벌였다.

그런데 촌놈들에게 큰소리 치고 힘 자랑을 하려다 쪼그만 여인에게 혼쭐이 났다.

여인이 그를 타일렀다.

"걱정하지 마. 술 먹고 병 났으니 술 끊으면 병은 사라져. 화 내서 병이 커졌으니 화 내지 마. 잘난 체 말고 누굴 업신여기지 말아. 섹스보다 재미있는 게 많아."

그는 술을 끊고 화를 끊고 섹스의 갈망도 끊으면서 여인의 말을 고분고분 들었다.

마스터키는 '말벌집'의 애완견에서 반려견이 되더니 반려자가 되었다.

그들은 장터에서 1시간 넘는 산속에 집을 마련했다.

올라갈 때는 1시간 30분, 내려올 때는 1시간 걸렸다.

두 달이 지나자 30분 만에 오르내렸다.

집돼지가 산돼지가 되었다.

그들은 점봉산, 곰배령, 방태산을 이웃집 마실 가듯 다녔다. 내려올 때는 약초나 나물을 잔뜩 지고 왔다. 산에 갈 때는 진한 숭늉을 넣은 보온병만 가져갔다.

숭늉만 먹으니 산행이 더 가벼웠다.

마스터키는 일이 끝나면 혼자 사는 노인들에게 그가 팔던 고기와 여자가 팔던 채소를 가져다 주었다.

강원도 산 속에는 움막 같은 집에서 혼자 사는 노인이 무척 많았다.
'자연에 산다.' 프로그램과는 전혀 다른 비참한 세상이 있었다.
도시 빈민가 같은 곳이 산속에도 많았다.

그들은 대부분 혼자 살았다.
'물 좋고 공기 좋고 마음 비우고 신선처럼 산다고?' 다 개소리였다.
'며칠만 굶어 봐라. 배고픈 데 신선이 될 놈이 있겠냐?'
그는 주위 상인들이 팔다 남은 식재료와 과일도 다 거두어 노인들
에게 가져갔다.
비가 오나 눈이 오나 쉬지 않았다.

일 년이 지났다.
마스터키의 모습이 소도둑놈에서 성자로 변했다.
'말벌집'이 '성자'를 데리고 병원에 갔다.
멀쩡했다.

다빈치의 '최후의 만찬'은 7년 걸린 그림이다. 그림 속 얼굴들은 실
제 모델을 찾아 그렸다. 먼저 예수의 모델을 찾아 예수를 그렸다.
6년이 지났다. 배신자 유다의 모델만 남았다. 흉악한 배신자의 모
델을 찾기 어려웠다. 감옥의 흉악범을 모델로 했다.

6개월이 걸려 유다의 얼굴을 완성했다.

다빈치가 작업을 마치고 나가려 하자 죄수가 말했다.

"다빈치 님, 저를 모르시겠어요?"

"전혀…"

"6년 전 제가 예수님의 모델이었어요."

6개월 간 죄수의 얼굴을 뚫어지게 보고 그림을 그린 다빈치는 예수의 모델이었던 그를 알아볼 수 없었다.

예수님처럼 인자한 청년의 모습이 6년 만에 흉악한 유다의 모습이 되었다.

신언서판(身言書判)

사람을 볼 때 먼저 '신'을 본다. '신'은 얼굴이다.

얼굴에는 그 사람의 생각과 행동이 담겨있다.

남에게 도움을 준 사람은 인자한 얼굴로, 남에게 못되게 군 사람은 흉악한 얼굴로 나타난다. 마음과 행동에 따라 예수도 되고 유다도 된다.

마스터키는 깡패의 모습에서 성자의 모습이 되자 건강한 사람이 되었다.

내 얼굴이 내 건강이다.